AF637063

pinguletta

Zehn Jahre Albtraum. Zehn Jahre voller Ängste. Eine Krankheit, bei der das ganze Leben aus den Fugen gerät. Die Diagnose Schizophrenie verbreitet gemeinhin Schrecken, und das nicht ohne Grund. Jens Jüttner berichtet aus eigener langer Erfahrung über seine paranoide Schizophrenie. Offen erzählt er über seinen langen Weg mit vielen Tiefen, und wie er es am Ende geschafft hat, aus der Krankheit herauszufinden. Das Buch klärt auf, wirbt um Verständnis und will anderen Betroffenen und deren Umfeld eine Hilfestellung sein und Mut machen - informativ, emotional, spannend, authentisch geschrieben.

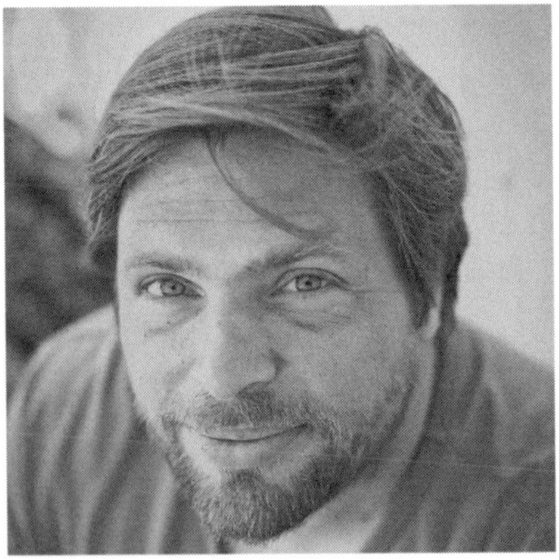

Jens Jüttner wurde 1976 in Düsseldorf geboren. Er studierte Rechtswissenschaften in Köln und erwarb den Master of Accounting and Taxation an der Mannheim Business School. Zunächst arbeitete er als Rechtsanwalt und Betriebswirt in der Steuerberatung und später in der Konzernrechtsabteilung einer Versicherung. Während seines Referendariats beim Landgericht Düsseldorf erkrankte er erstmalig an paranoider Schizophrenie. Diese Krankheit begleitete ihn ein Jahrzehnt auch während seiner beruflichen Tätigkeit. Heute arbeitet Jens Jüttner als Autor und Schriftsteller von fantastischer Literatur und als Referent rund um das Thema Schizophrenie. Daneben arbeitet er als EX-IN-Genesungsbegleiter in verschiedenen Sozialpsychiatrischen Zentren und in der psychiatrischen Landesklinik in Düsseldorf.

Jens Jüttner

Als ich aus der Zeit fiel

Mein Weg durch die paranoide Schizophrenie

Jens Jüttner

Als ich aus der Zeit fiel

Mein Weg durch die paranoide Schizophrenie

ISBN 978-3-948063-11-5
6. Auflage 2025

Cover Artwork: © Sabrina Weber| Helmut Speer
Layout: © Helmut Speer | pinguletta Verlag
Fotos Autor: © Maria Stratmann
Cover Hintergrund: © jokerpro/Shutterstock.com
Produktion: Helmut Speer | pinguletta Verlag
Lektorat: Dr. Michael Kracht

Druck: www.druckterminal.de
KDD Kompetenzzentrum Digital-Druck GmbH
D-90439 Nürnberg * Printed in Germany

Hersteller: pinguletta Verlag
Durlacher Str. 32, 75210 Keltern, Germany
Tel. +49 7236 932471 |www.pinguletta-verlag.de
Fragen zur Produktsicherheit: verlag@pinguletta.de

www.pinguletta-verlag.de

Inhaltsverzeichnis

Vorwort Prof. Dr. J. Cordes

Noch immer leiden Betroffene psychotischer Erkrankungen besonders an Stigmatisierung und Diskriminierung. Dies hat vielfältige Folgen von Statusverlust, Nachteile bei der Wohnungs- und Arbeitssuche sowie sozialer Isolation bis hin zu ungünstigen Krankheitsverläufen. Auch die unzureichende Versorgung von Menschen mit psychotischen Erkrankungen durch psychotherapeutische Behandlungsangebote stellt eine Benachteiligung dar.

Daher ist es wichtig, mehr Akzeptanz psychischer Erkrankungen wie die der Schizophrenie sowohl in der Bevölkerung, bei Professionellen sowie bei Betroffenen zu schaffen. Denn auch Erkrankte neigen teilweise dazu, sich selbst negativ zu stigmatisieren. So fühlen sich manche Erkrankte der Gesellschaft nicht zugehörig. Es ist für die Genesung hilfreich, sich selbst anzunehmen und Geduld mit sich selbst zu entwickeln.

Auch eine Offenlegung der Erkrankung kann, je nach Umfeld, zu sozialer Unterstützung und Akzeptanz führen. Dabei ist die Hilfe durch Menschen, die psychische Krisen durchlebt und bewältigt haben, häufig von Vorteil. Sie können authentisch von ihren Erfahrungen berichten und werden bei einer auf Genesung orientierten Behandlung leitliniengerecht miteinbezogen. Erfahrungen von Betroffenen können dazu beitragen, sich nicht alleine mit der Erkrankung zu fühlen, Hoffnung zu vermitteln, erhöhte Selbstwirksamkeit zu erreichen und die Lebensqualität zu verbessern. Die Vermittlung von krankheitsbezogenen Aufklärungsinformationen durch Betroffene wird eher angenommen und als glaubwürdiger empfunden.

Aus diesen Gründen ist dieses Buch des selbst ehemals erkrankten Autors ein wichtiger Beitrag zur Vermeidung von Vorurteilen und Aufklärung über die Erkrankung der Schizophrenie. Für Betroffene und Angehörige, aber auch für eine breite Leserschaft enthält das Buch informative und leicht verständliche aufklärende Aspekte zum Krankheitsbild und Behandlungsmöglichkeiten aus der persönlichen Perspektive des Autors. Es klärt auf einzigartige Weise am Beispiel der eigenen biographischen Entwicklung über die Schwere einer psychotischen Erkrankung auf und zeigt außerhalb von klassischen Inhalten der Lehrbücher Erfahrungen eines psychisch Erkrankten. Somit kann ein größeres Verständnis geschaffen werden und können Stigmata abgebaut werden.

Lehrbücher haben ihre Wichtigkeit durch den strukturiert wissenschaftlich gesicherten Stand zur Diagnostik und Therapie psychischer Erkrankungen. Nicht weniger wichtig sind Erfahrungsberichte von Betroffenen für das Grundverständnis der herausfordernden Erkrankung Schizophrenie.

Es ist bekannt, dass sich viele Menschen davor scheuen, Hilfe zu suchen, wenn sie in einer psychischen Krise sind. Sie haben Angst vor Stigmatisierung und schämen sich. Durch Aufklärungsarbeit wie dieses Buch, werden Ängste genommen und betroffene Menschen ermutigt, sich zu trauen, Hilfsangebote anzunehmen.

Prof. Dr. Joachim Cordes

Chefarzt der Klinik für Psychiatrie und Psychotherapie
Florence-Nightingale-Krankenhaus
Kaiserswerther Diakonie, Düsseldorf

I. Einleitung

Im Referendariat, einige Monate vor meinem zweiten juristischen Staatsexamen, begann bei mir die Erkrankung. Ich war damals 27 Jahre alt, und bis etwa zu meinem 38. Lebensjahr hat die Krankheit »paranoide Schizophrenie« mein Leben fest im Griff gehabt.

Einleitend will ich ein paar Worte allgemein zu Schizophrenie verlieren, genauer zur paranoiden Schizophrenie, denn nur mit dieser habe ich Erfahrung. Es soll ein kurzer Abriss sein, der bei Weitem nicht den Anspruch auf Vollständigkeit erhebt. Es geht mir lediglich darum, die Krankheit kurz vorzustellen, nicht um wissenschaftliche Exaktheit. Dafür gibt es bessere psychiatrische Fachliteratur. In diesem Buch geht es vor allem um meine persönlichen Erfahrungen zu Beginn der Erkrankung, mit dem Leben während der Erkrankung und dem Weg, auf dem ich aus ihr herausgefunden habe.

Dieses Buch beschreibt meine ganz persönliche Sicht auf die Schizophrenie. Ich gebe möglichst genau wieder, was ich in den einzelnen Phasen der Erkrankung erlebt, gefühlt und gedacht habe. Es beschreibt, wie unterschiedliche Lebensumstände Einfluss auf den Verlauf genommen haben. Und es soll zeigen, wie ich gelernt habe, mit meiner Erkrankung umzugehen und welche Therapien und Strategien mir geholfen haben, einen Weg aus der Erkrankung zu finden.

Ich weiß, dass paranoide Schizophrenie eine sehr vielschichtige Krankheit ist, die sich auf ganz verschiedene Weise manifestiert und unterschiedlichste Verläufe nimmt. Ich selbst habe allerdings viele Facetten der Schizophrenie kennengelernt und glaube, dass mein Krankheitsverlauf für viele andere Fälle typisch ist.

Dieses Buch richtet sich daher zunächst einmal an andere Betroffene, die hier vielleicht Dinge wiedererkennen und ein paar Anregungen erhalten, was sie selbst tun können, um besser mit der Erkrankung umgehen zu können.

Zum anderen möchte dieses Buch auch zu mehr Verständnis für Schizophrenie führen bei allen, die mit erkrankten Menschen zu tun haben, also Angehörige, Freunde, Studierende, Pfleger oder Sozialarbeiter. Es ist der Versuch, paranoide Schizophrenie aus Sicht eines Erkrankten darzustellen.

A. Was ist Schizophrenie?

Schizophrenie ist eine verstörende, befremdliche und für viele auch angsteinflößende Krankheit. Ich kann diese Gefühle verstehen, denn ich stand der Schizophrenie genauso gegenüber, bevor ich selbst betroffen war. Während mit anderen psychischen Erkrankungen mittlerweile offener umgegangen wird, ist Schizophrenie immer noch stigmatisiert und wird gerne totgeschwiegen. Dabei sind von dieser Erkrankung circa 1 % der Weltbevölkerung in allen Kulturen und Gesellschaftsformen betroffen; allein in Deutschland sind es aktuell über 500 000 Erkrankte.

Zur Schizophrenie gibt es viele Mythen und Vorurteile. Zunächst einmal hat sie nichts mit einer gespaltenen Persönlichkeit zu tun. Schizophrenie ist auch nicht unheilbar, wie viele behaupten oder glauben. Sie ist eine Stoffwechselerkrankung im Gehirn. Gewisse Botenstoffe, hier insbesondere das Dopamin, werden an manchen Stellen des Gehirns zu stark, an anderen zu schwach weitergeleitet. Der Stoffwechsel dieser Neurotransmitter gerät aus dem Gleichgewicht. Es kann sein, dass Sie mit der Erkrankung ein Leben lang Medikamente nehmen müssen, so wie ein Diabetiker Insulin braucht.

Es gibt eine genetische Disposition zur Schizophrenie. So liegt das Risiko, an Schizophrenie zu erkranken, wenn ein Elternteil die Krankheit hat, bei durchschnittlich 12 %. Sind beide Elternteile betroffen, steigt das Risiko auf 40 bis 50 %. Neueren Studien zufolge kann man annehmen, dass bei der Erkrankung mindestens 108 verschiedene Gene beteiligt sind, also deutlich mehr als bei der Bluterkrankheit oder Trisomie 21. Daher vermuten manche Wissenschaftler heute auch, dass Schizophrenie eigentlich ein Sammelbegriff für mehrere, verschiedene Krankheiten ist. Mit diesen genetischen Untersuchungen ist man allerdings noch weit davon entfernt, etwa eine genetische Diagnostik für die Erkrankung oder eine Veranlagung für diese abzuleiten. Man hat bisher nur eine Vermutung, welche Gene beteiligt sind. Es gibt keine Kenntnisse darüber, wie diese Gene verändert sind. Man weiß nur, auf welchen Genabschnitten ungefähr die entsprechenden Erbinformationen liegen.

Mittlerweile deuten einige Studien darauf hin, dass auch frühkindliche Infektionserkrankungen eine Rolle spielen könnten. Es scheint einen Zusammenhang zwischen Schizophrenie und gewissen komplizierten Schwangerschaftsverläufen zu geben: So kann etwa Sauerstoffmangel bei der Geburt die Hirnbildung negativ beeinflussen.

Außer der genetischen Disposition und möglichen sonstigen Umwelteinflüssen, die die Disposition zur Schizophrenie bereitet haben, müssen immer noch andere Auslöser hinzutreten, damit die Krankheit ausbricht. Die Disposition zur Erkrankung wird auch ›Vulnerabilität‹, also Verletzlichkeit, genannt.

Auslöser oder Trigger für die Schizophrenie – meist im frühen Erwachsenenalter – können Stress, emotional belastende Ereignisse, oder, wie sehr wahrscheinlich bei mir, Cannabiskonsum sein. Um für mich zu sprechen: Es reichte ein sehr geringer und vereinzelter Konsum.

THC und andere halluzinogene Drogen sind ein häufiger Auslöser für Psychosen, auch aus dem schizophrenen Formenkreis. Mag gelegentlicher Cannabiskonsum für viele Menschen eher wenig gefährlich sein, kann er bei Menschen mit einer Disposition zur Schizophrenie schon die

Krankheit auslösen. Mich hat Schizophrenie über zehn Jahre meines Lebens begleitet, obwohl ich nach dieser ersten Erfahrung nie wieder gekifft habe. Vielleicht wäre die Krankheit bei mir auch durch einen anderen Trigger zu einem späteren Zeitpunkt ausgelöst worden. Eventuell wäre ich aber auch verschont geblieben. Da sich bis heute kaum vorhersehen lässt, wer eine Disposition zur Schizophrenie in sich trägt, sollte man dieses Risiko bei der Diskussion um Cannabis immer mitbedenken.

Es gibt unterschiedliche Formen der Schizophrenie. Die weitaus häufigste ist dabei die paranoide Form; sie ist Gegenstand des vorliegenden Buches. Der Vollständigkeit halber sollen aber auch andere Formen der Schizophrenie hier kurz Erwähnung finden.

Neben der paranoiden gibt es noch die hebephrene Schizophrenie. Sie tritt im Jugendalter auf, also früher als die paranoide. Bei dieser Form der Schizophrenie ist vor allem das Gefühlsleben des Erkrankten betroffen. Die Emotionen verflachen, und hinzu kommen Denkstörungen. Der Betroffene zeigt ein desorganisiertes Verhalten.

Eine weitere Form ist die katatone Schizophrenie. Hierbei ist hauptsächlich der Bewegungsapparat des Erkrankten betroffen. Er nimmt außergewöhnliche Haltungen ein und verharrt in diesen über längere Zeiträume. Dabei kann es zu einer unvermittelten, völligen Bewegungslosigkeit kommen. Diese Starre nennt man Stupor. Auf der anderen Seite kann es auch zu einer enormen motorischen Unruhe kommen. Die Bewegungen scheinen dann völlig außer

Kontrolle zu geraten. Diesen Erregungszustand nennt man Raptus. Raptus und Stupor können auch schnell wechselnd auftreten. Heutzutage sehen viele Experten die Katatonie als eigenständige Krankheit, die man vollständig losgelöst von den anderen Formen der Schizophrenie betrachten sollte.

B. Wie äußert sich paranoide Schizophrenie?

Paranoide Schizophrenie verläuft fast immer in Schüben. Während eines psychotischen Schubs können all die spektakulären Symptome auftreten, die den »Irren«, wie man ihn aus Büchern oder Filmen kennt, ausmachen. Zunächst tritt eine »Wahrnehmungsverschiebung mit Beziehungsideen« auf. Es scheint dem Betroffenen, als hätten alle Blicke von anderen Menschen, jedes gesprochene oder geschriebene Wort, verschiedenste noch so entlegene Ereignisse, mit ihm selbst zu tun. Dabei entwickeln sich oft immer stärkere Wahnideen: Verfolgungswahn, Größenwahn und vieles mehr. Für Außenstehende sind diese Wahnvorstellungen völlig absurd, für den Betroffenen sind sie feststehende Realität.

Hinzu kommen Halluzinationen: Die Betroffenen hören Stimmen oder sehen – eher seltener – Personen, die real nicht da sind. Auch der individuell empfundene Geschmack oder der Geruch von Dingen kann sich verändern. Außerdem können Ich-Störungen auftreten. Dabei hat der Betroffene das Gefühl, dass Fremde ihm Gedanken eingeben oder ihm Gedanken entziehen. Die Unterscheidung zwischen dem Ich und dem Fremden wird aufgehoben. Der Betroffene hat mitunter das Gefühl, er werde ferngesteuert. All diese Symptome, die während eines Schubes auftreten, nennt man Positivsymptomatik. Diese lässt sich heute oft relativ gut mit Medikamenten behandeln.

Wenn man Pech hat – so wie ich – bleibt es allerdings nicht bei diesem Schub, sondern es setzt danach eine weitere Phase der Erkrankung ein; diese nennt man Negativsymptomatik. Sie ist in etwa vergleichbar mit einer schweren Depression, freilich mit gewissen Unterschieden: Lethargie, Emotions- und Teilnahmslosigkeit, völlige Antriebslosigkeit und bleierne Schwere ist beiden gemeinsam.

Die Negativsymptomatik ist wesentlich schwieriger zu behandeln. Mich hat sie über zehn Jahre begleitet. Psychotische Schübe hatte ich in der gesamten Zeit hingegen nur drei- oder viermal. Sie beschränkten sich immer auf wenige Tage oder Wochen; mit Ausnahme des ersten, unerkannten Schubes, der sehr lange dauerte. Um es klar zu sagen, mein Krankheitsverlauf war sehr schwer und chronisch. So dramatisch verläuft die Krankheit oft nicht. Daher hatten mich in diesem schweren Fall die meisten Ärzte und Therapeuten aufgegeben. Unter dem Einfluss der Krankheit habe ich mein Staatsexamen geschrieben, über Jahre als Rechtsanwalt gearbeitet und einen Master in Betriebswirtschaft erlangt. Irgendwann konnte ich nicht mehr, und irgendwann ist auch meine Ehe daran zerbrochen.

Trotzdem geht es mir heute, seit über fünf Jahren, sehr gut, und ich habe keinerlei Symptome mehr, obwohl vor einigen

Jahren fast niemand einen solch positiven Verlauf für möglich gehalten hätte. Ich hatte viel Glück, aber es war ein weiter und harter Weg zurück ins Leben. Heute habe ich meinen Frieden mit der Erkrankung gemacht. Ich sehe sie als Erfahrung, die ich nutzen konnte. In dem ersten, sehr langen Schub, als die Krankheit noch unerkannt und unbehandelt war, ist mein Buch »Geistertanz: Wege der Freiheit« entstanden: Ein Buch, das ich sehr mag.

II. Der Beginn der Erkrankung

A. Die Ausgangslage bei Beginn der Erkrankung

Wenn man bei mir den Beginn der Erkrankung festmachen will, muss man noch früher ansetzen. Den Zeitraum kann ich ziemlich genau in die Vorbereitung auf mein erstes juristisches Staatsexamen an der Universität einordnen. Ich hatte meine Kurse beim Repetitor abgeschlossen und lernte in der Uni-Bibliothek alleine weiter. Natürlich traf ich dort Kommilitonen. Wir gingen zusammen Mittagessen und mal einen Kaffee trinken. Auf der Uni-Wiese vorm Erfrischungsraum saßen wir in der Sonne und planten abendliche Aktivitäten. Darüber hinaus sah ich auch sonst immer wieder dieselben Gesichter in der Bibliothek, und mit dem einen oder anderen wechselte ich dann ein paar Worte. Es gab Frauen, die ich attraktiv fand, und Gestalten, über die wir uns lustig machten: Insgesamt ein kleiner Mikrokosmos, in dem ich täglich mehrere Stunden verbrachte. Die Beziehung zu meiner damaligen Freundin, mit der ich seit dem Abitur zusammen gewesen war, befand sich in einem erkalteten Stadium. Wir lebten mehr aneinander vorbei, und jeder ging seine eigenen Wege.

Dafür war ich sehr verschossen in eine französische Austauschstudentin, mit der ich allerdings noch kein Wort gesprochen hatte.

B. Der Auslöser für den Ausbruch der Erkrankung

In dieser Zeit fuhr ich oft von Köln zurück in meine Heimatstadt Ratingen, wo ich alte Schulfreunde traf. In einer Doppelkopfrunde waren einige Jungs, die regelmäßig Cannabis konsumierten. Irgendwann in dieser Zeit probierte ich es dann auch mal und zog ein paar Mal an einem Joint. Ich weiß nicht mehr, an wie vielen Abenden das geschah, aber es waren sicherlich weniger als fünf. Nach dem Konsum wurde ich ein wenig albern, bekam Hunger und hatte etwas wirre Gedanken. Genau weiß ich es nicht mehr. Allerdings veränderte sich auch etwas über den Rausch hinaus: Während ich meinen Routinen an der Uni nachging, hatte ich das Gefühl, dass sich etwas an der Beziehung zu meiner Umwelt veränderte. Heute weiß ich, dass sich dort die ersten Frühsymptome der paranoiden Schizophrenie zeigten.

C. Die Frühsymptome

Oft werden eine Reihe von Frühsymptomen der Schizophrenie aufgeführt: Sie reichen von innerer Unruhe und Schlaflosigkeit, Licht- und Lärmempfindlichkeit bis hin zu sozialem Rückzug. All das kann sicherlich bei einer aufkommenden Schizophrenie auftreten. Diese Symptome sind jedoch sehr unspezifisch. Ich kann mich auch nicht erinnern, dass eines von diesen Symptomen bei mir tatsächlich aufgetreten wäre.

Es gibt jedoch ein Anzeichen, das bei mir ganz klar am Anfang stand und bei jedem weiteren Schub auftrat. Dieses Symptom ist auch immer wieder zwischendurch latent vorhanden gewesen, ohne dass es zu einem weiteren Schub gekommen wäre. Ich habe es immer mit mir herumgeschleppt. Dass es zwischen den einzelnen Schüben immer wieder aufgeflackert ist, könnte man vielleicht »Residuum« nennen. Residuum bedeutet nichts Anderes, als dass sich die Krankheit nach einem Schub nicht vollständig zurückbildet, sondern ein Symptomrest bestehen bleibt. Dies ist ein Rest der Positivsymptomatik und nicht zu verwechseln mit der Negativsymptomatik, die ja eher die Stimmung und den Antrieb betrifft. Ich nenne dieses spezifische Symptom »Wahrnehmungsverschiebung«.

D. Wahrnehmungsverschiebung und Beziehungsideen

Wahrnehmungsverschiebung bedeutet, dass der Betroffene seine Umwelt allmählich oder plötzlich, von einem Moment auf den anderen, anders wahrnimmt. Jeder Mensch hat Filter in seiner Wahrnehmung, die ihm helfen, unwichtige Informationen auszublenden. Bestimmte Reize der Sinnesorgane gelangen so gar nicht erst ins Bewusstsein. Diese Filter verschwinden oder reduzieren sich bei einer schizophrenen Psychose. Reize, die das Gehirn normalerweise automatisch ausfiltern würde, gelangen auf einmal direkt ins Bewusstsein des Erkrankten. Viele Erkrankte berichten, dass sie bei Aufkommen eines psychotischen Schubs besonders empfindlich gegenüber Lärm und Licht sind. Sie erleben ihre Umwelt intensiver ohne Filter, was dafür sorgt, dass sie starke Reize als unangenehm empfinden.

Einer der wichtigsten Reize für uns sind Mimik und Gestik von anderen Menschen. Als soziales Wesen ist es für uns besonders wichtig, die Emotionen anderer Menschen deuten zu können. Allerdings nehmen wir diese Emotionen nicht bewusst wahr, wenn wir zum Beispiel durch eine stark frequentierte Fußgängerzone gehen. Dann ziehen die Passanten als Masse an uns vorbei. Dafür sorgen die erwähnten Filter im Gehirn. Bei einer aufkommenden Psychose sind diese Filter verstopft und die Eindrücke »laufen über«. Der Betroffene nimmt alle Emotionen, die andere Menschen gerade ausstrahlen, sehr intensiv wahr. Dem Gehirn gelingt es nicht mehr, unwichtige Reize auszublenden.

Ich will ein kurzes Beispiel geben, das vielleicht jeder von uns schon mal erlebt hat. Sie befinden sich auf der Straße und sind gerade ein wenig verunsichert, weil Sie den richtigen Weg vergessen haben oder Sie sich fragen, ob Sie nun wirklich die Haustür abgeschlossen haben. Sie schauen auf, und in dem Moment läuft jemand an Ihnen vorbei, sieht Sie an und lacht im Vorbeigehen. Dieses Lachen haben Sie bewusst wahrgenommen, weil Sie gerade dafür empfänglich waren. Ein selbstbewusster Mensch, der wenig auf das Urteil anderer Menschen über seine Person gibt, wird vielleicht kurz denken: »Was wollte der denn? Na ja, kenn ich nicht, ist vielleicht ein Spinner.« Ein eher unsicherer Charakter wird an sich herunterschauen und denken: »Ist vielleicht mit meiner Jacke etwas nicht in Ordnung?« Dieser Mensch wird danach möglicherweise noch einmal im Spiegel den Sitz seiner Frisur überprüfen. Er wird den Grund für das Lachen also eher bei sich suchen.

Um an dieser Stelle keine Missverständnisse aufkommen zu lassen: Es gibt keine Charaktereigenschaften oder Persönlichkeitsmerkmale, die eine besondere Anfälligkeit für Schizophrenie mit sich bringen. Weder sind unsichere Menschen von Schizophrenie häufiger betroffen, noch schützt ein starkes Selbstbewusstsein vor dieser Erkrankung. Es spielt keine Rolle, ob Sie eher introvertiert oder extrovertiert sind. Insoweit decken sich meine Erfahrungen mit dem, was Ärzte und Forscher auf diesem Gebiet berichten. Wenn der Dopamin-Stoffwechsel außer Kontrolle gerät und die Filter, die uns vor Reizen abschirmen, heruntergefahren werden, ist der Effekt auf die Wahrnehmung so extrem, dass sich diese bei jedem Betroffenen verschiebt und zu paranoiden Gedanken führt.

Stellen wir uns die oben beschriebene Situation bei einem Menschen vor, bei dem die Filter gegen die Reize aus der Umwelt nicht funktionieren, der also gerade in einen schizophrenen Schub hineinläuft. Er sieht auf einmal sehr bewusst um sich herum Emotionen in den Gesichtern der Menschen. Der eine lacht, der Nächste schaut böse und ein Dritter schaut weg. All diese Emotionen rücken auf einmal in den Fokus seiner Aufmerksamkeit. Sie lösen bei dem Betroffenen automatisch Gefühle aus. Diese Gefühle sind so massiv, dass der Betroffene sie auf sich bezieht. Nun schaltet sich das Denken ein. Das Gehirn sucht nach

Erklärungen für diese neuen Eindrücke, die auf es einprasseln. »Wieso schauen die Leute alle so komisch?« Wie gesagt, es sind Eindrücke von Emotionen, die nichts mit dem Betroffenen selbst zu tun haben, die er jedoch aufgrund seiner Erkrankung auf sich bezieht. Die Leute haben ihn ihrerseits gar nicht wahrgenommen. Trotzdem fragt sich der Betroffene: »Wieso lachen die Leute über mich? Ich geh hier doch nur die Straße entlang.«

E. Aufkommende Wahnideen

Das Gehirn sucht nach Antworten für diese Wahrnehmung. Vielleicht ist Ihnen gestern etwas Peinliches oder Lustiges passiert.

»Woher wissen die Leute davon? Hat es dem Mann da jemand erzählt, der dabei war? Aber dieser dort scheint es ja auch zu wissen! Vielleicht sprechen viele Leute darüber?«

So beginnen die ersten paranoiden Gedanken. Wenn dann später etwa in der Straßenbahn Menschen lachen, müssen sie es ja auch wissen! Hat jemand es gefilmt und ins Internet gestellt? Haben es schon ganz viele Menschen gesehen? Wenn Ihre Wahrnehmung dann weiterhin keine Filter dazwischenschaltet, werden Sie immer mehr solche Erlebnisse und Gedanken haben. Ihnen werden immer neue Ideen kommen, warum alle Menschen Sie anscheinend kennen oder etwas über Sie wissen.

Eine andere Erklärung dafür, warum auf einmal alle Menschen auf Sie reagieren, könnte aber auch sein, dass

Sie einfach umwerfend aussehen: Vielleicht sind Sie von einer besonderen Aura umgeben, die alle fasziniert. Bei solchen Erklärungsmustern läuft der Betroffene dann eher in einen Größenwahn. Was Inhalt des konkreten Wahns wird, ist nicht entscheidend. Am Ende könnten die CIA, die Illuminaten oder die Mafia hinter der Verschwörung stecken. Das hängt nicht zuletzt von den persönlichen Interessen und Erfahrungen des Betroffenen ab. Wenn er religiös ist, hat er die besondere Aura vielleicht, weil er ein Engel ist. Wichtig ist, dass am Anfang all dieser Wahnideen die Wahrnehmungsverschiebung steht, die den ständigen Bezug auf sich selbst sucht.

Genau an diesem Punkt kann auch der Betroffene selbst gegensteuern, aber darauf will ich später eingehen.

Was jetzt schon festgehalten werden sollte, ist, dass in der Wahrnehmungsverschiebung die Ursache für die späteren Wahnvorstellungen liegt. Das Erleben kommt vor dem Denken. Die erlebte veränderte Wahrnehmung der Umwelt – und im Speziellen der Menschen – löst Denkprozesse aus, die versuchen, diese neuen Erlebnisse zu erklären. Die Ratio sucht nach Mustern und Erklärungen für das Erlebte. Weil aber die Wahrnehmung gestört ist, verschiebt sie die Eindrücke von der Umwelt und kann dadurch zu völlig abstrusen und fast ausgeschlossenen Erklärungen kommen. Da der Mensch jedoch sehr großes Vertrauen in seine eigenen Sinneseindrücke hat, wird er nicht etwa das Erlebte infrage stellen, sondern eher an unlogischen Erklärungsversuchen festhalten. Er hat es schließlich mit eigenen Augen gesehen! Erst wenn der Betroffene weiß, dass er krank ist und seine Sinne ihn täuschen, ist es möglich, die paranoiden Gedankengänge beiseite zu schieben. Der Betroffene muss klar wissen, dass ihn seine eigenen Sinne infolge der Krankheit täuschen.

Zurück zu mir und zu der Situation in der Uni-Bibliothek: Nach und nach verschob sich also dort meine Wahrnehmung. Zunächst waren es Leute, die mit mir an dem großen Tisch saßen und scheinbar alle irgendwie auf mich reagierten. Später Studenten, die vorbeigingen oder Bücher aus den Regalen holten. Die Emotionen, die ich wahrnahm, bezog ich auf mich. Ich dachte, dass dieser Student sich nur hierhersetzte, weil ich hier saß, oder dass die Studentin das Buch dort wegnahm, weil sie mich ebenfalls anziehend fand. Ich überlegte, ob jener vielleicht mit diesem über mich gesprochen hatte, und so weiter, bis ich irgendwann das Gefühl hatte, die Gedanken aller Anwesenden drehen sich nur um mich. Das war auf der einen Seite ein sehr erhebendes Gefühl, weil ich anscheinend sehr wichtig war. Es konnte aber auch etwas Bedrohliches haben, wenn ich negative Emotionen aufnahm. Dann konnte schnell eine Verschwörung daraus werden.

Interessant ist, dass ich diese Wahrnehmungsverschiebung nur örtlich begrenzt in der Uni hatte. War ich zum Beispiel in Ratingen unterwegs, hatte ich dieses Gefühl nicht. Fremde waren dort eher wenig interessiert an mir.

In diesem Zustand und mit diesen Gedanken vergingen einige Wochen an der Uni. Ich konnte mich nicht mehr auf das Lernen konzentrieren. All das, was da um mich herum geschah, war viel zu interessant! Außerdem wollte ich endlich die von mir angebetete Studentin kennenlernen. Erst als sich meine Kommilitonen alle zum Examen angemeldet oder die Prüfung schon abgelegt hatten und mich fragten, wann ich endlich die Klausuren schreiben würde, meldete ich mich an. Ich schrieb die Klausuren, und meine Zeit in der Bibliothek war damit beendet.

F. Die postpsychotische Depression

Nach dem Examen verließ ich Köln und wohnte vorübergehend wieder bei meinen Eltern. Es war für mich wie ein Schock, auf einmal herausgefallen zu sein aus dem System, in dessen Mittelpunkt ich stand – auf das ich mich voll eingelassen hatte und das ich zu lenken versuchte. Ich fühlte mich völlig erschöpft. Außerdem hatte ich gewaltigen Liebeskummer wegen einer Frau, mit der ich nie ein Wort gewechselt hatte. Innerlich fühlte ich mich trotz der Schwäche aber immer noch angespannt.

Ich weiß nicht, ob man das, was ich an der Uni erlebt hatte, bereits einen psychotischen Schub nennen kann. Die Ideen, die ich entwickelt hatte, waren sehr übertrieben, aber bei Weitem noch nicht so abstrus und irrational wie die, die in späteren Schüben folgen sollten. Dennoch waren sie sicherlich schon zu einem gewissen Teil handlungsleitend. Die Phase der Erschöpfung, die fast wie ein Entzug war, könnte man jedoch als postpsychotische Depression bezeichnen.

Diese Depression tritt in mehr als der Hälfte der Fälle nach einer Psychose auf. Es ist ein großer Schock, wenn man das, was vorher eine überragende Bedeutung für das eigene Leben hatte, auf einmal verliert. Egal, ob die Gefühle nun überwiegend positiv waren und man sich für etwas Besonderes, besonders Wichtiges oder besonders Schönes gehalten hatte, oder ob man sich eher als das Opfer einer Verschwörung fühlte. Diese paranoiden Gefühle empfand ich sehr intensiv, sie hatten mein Leben bestimmt. Jetzt fielen sie weg, und ich fühlte mich wie auf Entzug. Gleichzeitig hatte der emotionale Ausnahmezustand viel Kraft gekostet, weil man ständig unter Anspannung stand, und die steckt auch noch im Körper. Die Mischung aus Verlust, innerer Anspannung und Erschöpfung führt in die Depression.

G. Kurzer Einschub: Verlauf einer Schizophrenieerkrankung

An dieser Stelle ist es wichtig, einmal allgemein über mögliche Verläufe der Schizophrenie-Erkrankung zu sprechen.

Bei etwa 20 % der Erkrankten bleibt es bei dieser einmaligen Episode. Sie erleben nur diesen einen Schub, der sich dann vollständig wieder zurückentwickelt. Selbst diese Patienten erleben nach dem Schub jedoch oft eine postpsychotische Depression. Wenn diese nach einigen Wochen, vielleicht auch erst nach ein paar Monaten abgeklungen ist, kehren diese Patienten problemlos in ihren Alltag zurück.

Für die Mehrzahl bleibt es jedoch nicht bei diesem einen Schub, und die Erkrankten erleben in mehr oder weniger großen Intervallen weitere Episoden. Zwischen diesen kann sich die Positivsymptomatik vollständig zurückbilden. Es kann aber auch ein Rest der Symptome in abgeschwächter Form verbleiben: das oben bereits erwähnte Residuum. Darüber hinaus kann eine Negativsymptomatik auftreten; so war es bei mir.

H. Abgrenzung der postpsychotischen Depression von der Negativsymptomatik

Bei manchen Betroffenen – auch bei mir – tritt zwischen den einzelnen Schüben eine Negativsymptomatik auf, die einer schweren Depression ähnelt.

Wenn ich jedoch meine Gefühlslage zu diesem frühen Zeitpunkt mit der Gefühlslage zu späteren Phasen vergleiche, dann ist hier eine Unterscheidung zu machen: Die Negativsymptomatik zeichnet sich mehr durch eine emotionale Teilnahmslosigkeit aus. Es ist, als sei man von einer bleiernen Schwere umgeben. Es kommt zu gar keinen Gefühlsregungen, egal welcher Art. Auch in Gesprächen ist der Betroffene nicht in der Lage auf das, was andere ihm mitteilen, mit irgendeiner Gefühlsregung zu reagieren. Man nennt dies auch fehlende Schwingungsfähigkeit.

Bei der postpsychotischen Depression steht man innerlich unter Spannung, was einen nach außen hin lähmt. Typisch sind Gedankenkreise, denen man nachhängt und dabei immer wieder die gleichen Probleme wälzt, ohne Ruhe zu finden. Dabei kreisen die Gedanken des Betroffenen oftmals um vermeintliche Fehler oder Verluste aus der

Vergangenheit. Meist sind es Gedanken der Selbstentwertung und der eigenen Ohnmacht.

Sowohl die Depression als auch die Negativsymptomatik führen dazu, dass man keinen Antrieb hat, selbst ganz alltägliche Dinge zu erledigen. Die innere emotionale Ursache ist jedoch eine andere. Sind es bei der Depression eher zu viele negative Gedanken, die den Betroffenen einnehmen und lähmen, ist es in der Negativsymptomatik vielmehr das Ausbleiben von konkreten Gedanken und Emotionen.

Insoweit wird man sagen können, dass ich nach meinem ersten juristischen Staatsexamen unter einer postpsychotischen Depression litt. Dies fiel auch meinen Eltern auf, und ich erklärte ihnen, dass es mir schlecht ginge. Über meine Erlebnisse in der Bibliothek sprach ich nicht: Ich hätte meine Empfindungen auch kaum in Worte fassen können.

Meine Eltern glaubten, dass mich der Stress des Examens zu sehr belastet hätte, und vermittelten mir einen Termin bei einem Psychiater. Ihm beschrieb ich meine gegenwärtige Gefühlslage. Natürlich kann ich mich nicht genau erinnern, aber ich habe auch ihm wahrscheinlich nicht im Detail erzählt, was ich vor dem Examen erlebt und gedacht hatte. Ich meine, ich hätte angedeutet, dass ich das Gefühl gehabt hätte, dass alle mich ansehen und über mich reden. Auf jeden Fall diagnostizierte der Psychiater eine Depression und verschrieb mir Antidepressiva.

In den nächsten Wochen erholte ich mich. Die Anspannung ließ nach und meine Stimmung hellte sich auf. Das lag möglicherweise an den Antidepressiva. Vielleicht war diese Therapie in dieser Phase der Erkrankung richtig. Ich habe freilich später die Erfahrung gemacht, dass Antidepressiva bei vorliegender Negativsymptomatik bei mir ziemlich wirkungslos waren.

III. Die akute Psychose

A. Latente Frühsymptomatik

Was blieb, war jedoch eine immer wieder aufflackernde Wahrnehmungsverschiebung. Ich begann, als wissenschaftlicher Mitarbeiter bei einer britischen Großkanzlei zu arbeiten. Meine Stimmung war im Ganzen sehr gut, teilweise fast euphorisch. Sehr schnell nahm ich auch hier wieder meine Umwelt verändert wahr. Ich bezog vieles auf mich, vermutete bald, dass die ganze Kanzlei mich kennt und viel über mich gesprochen wird. Dem war natürlich bei Weitem nicht so, wie ich inzwischen weiß.

Ein vertrauensvolles stabiles Umfeld vermeidet eine Wahrnehmungsverschiebung

Parallel begann ich mein Referendariat am Landgericht Düsseldorf. Die Ausbildung fand in Gruppen von etwa dreißig Leuten statt, die zusammen unterrichtet wurden. In der Gruppe lernte man sich kennen und fühlte sich schnell zusammengehörig. Hier verhielt es sich jedoch anders: Im Kreise meiner Mitschüler trat auf meiner Seite keine Wahrnehmungsverschiebung auf. Ich war Teil der Gruppe, ich kannte meine Mitstreiter, und sie kannten mich. Es war normal, dass die anderen auf mich reagierten, sie wussten etwas über mich und entsprechend nahmen sie Stellung zu mir.

Diese Erfahrung kann ich durchweg verallgemeinern: Immer, wenn ich von mir bekannten Menschen umgeben war, zu denen ich mich zugehörig fühlte, trat eine Wahrnehmungsverschiebung so gut wie gar nicht auf – egal, in welcher Phase der Krankheit ich mich befand. Es sind vielmehr Situationen, in denen man unter Fremden ist, vielleicht sich dort längere Zeit aufhält, ohne mit den Menschen tatsächlich zu sprechen. Erst in solchen Situationen nimmt man die Emotionen von Fremden verzerrt wahr; man bezieht alle Reaktionen der anderen auf sich selbst, auch wenn sie einen gar nicht betreffen. So entstehen Beziehungsideen, woraus sich dann Paranoia oder Größenwahn entwickeln können.

Ich habe mich oft und lange in Phasen bewegt, in denen ich mit diesem latenten Frühsymptom zu kämpfen hatte. Eine Strategie war es, von selbst auf die Leute in meiner Umgebung zuzugehen, mit ihnen zu sprechen und sich ein bisschen bekannt zu machen. Dies begründete eine reale Beziehung, die weniger Raum für irrationale Empfindungen ließ.

Während ich also in der Gruppe im Referendariat quasi einen Rückzugsraum in die Normalität hatte, machte ich andernorts vermehrt andere Erfahrungen. Je häufiger ich dachte, dass Unbekannte mich erkennen oder etwas über mich wissen, desto sonderlicher wurden die Erklärungsversuche dafür, warum das so war. In den letzten Monaten des Referendariats war ich dann schon fast überzeugt davon, dass die halbe Stadt mich kennt. Ich war auch nicht mehr in der Lage, mich auf den Unterrichtsstoff zu konzentrieren oder zu lernen. Mein zweites juristisches Staatsexamen trat so mehr und mehr in den Hintergrund. Dennoch legte ich diese Prüfung ab, obwohl ich mit meinen Gedanken ganz woanders war.

Nach dem Examen war ich mittlerweile der Meinung, dass den meisten Juristen in Köln oder Düsseldorf mein Name ein Begriff sein müsste. Viele würden ihn mit negativen Assoziationen verbinden, da die große Aufmerksamkeit, die mir zuteilwurde, der Seriosität und dem Ruf einer Kanzlei im Falle meiner Einstellung schaden würde. Schließlich machten sich auch viele über mich lustig. Ich hielt es daher für nicht erfolgversprechend, mich regulär bei einer der größeren Kanzleien zu bewerben. Über einen befreundeten Kommilitonen nahm ich daher zunächst eine Stelle bei einer kleineren Kanzlei an. Doch in diesem fremden Umfeld wiederholten sich die Beziehungsideen, die auch schon an meiner ersten Arbeitsstelle vor dem Referendariat aufgetreten waren.

Erstaunlich ist, dass zwischendurch auch immer wieder Phasen auftraten, in denen ich die Reaktionen anderer problemlos verarbeiten konnte. Ich dachte dann gar nicht darüber nach und lebte einfach meinen Alltag. Vor allem in Düsseldorf, wo ich zu diesem Zeitpunkt mit meiner späteren Ehefrau in einer gemeinsamen Wohnung lebte, war mein Erleben und Denken normal. Aber auf diese Normalität konnte ich mich nicht verlassen. In einem Moment war ich fest davon überzeugt, dass die halbe Stadt mich kennt, im nächsten Moment dachte ich gar nicht mehr daran. Insgesamt traten die Beziehungsideen jedoch häufiger auf und weiteten sich aus.

B. Die Verfestigung von Wahnideen und die Ausweitung von Beziehungsideen

Als es zu gewissen Spannungen in der Kanzlei kam und ich das Gefühl hatte, dass man mich dort nicht mehr haben wolle, beendete ich das Arbeitsverhältnis. Ich war nun der Überzeugung, keinen anderen Arbeitsplatz mehr zu finden, weil sich mittlerweile überall herumgesprochen hätte, dass man unzufrieden mit mir war.

Also entschloss ich mich zu promovieren, um irgendwie weiterzumachen. Ich wurde mit einem Thema zum europäischen Kartellrecht bei einem Professor vorstellig, der dieses auch annahm. In der Folgezeit arbeitete ich intensiv an meiner Promotion. Ich glaubte, da so viele Juristen mich mittlerweile kennen würden, müsste diese Arbeit besonders gut werden, da ich beweisen wollte, dass ich zu guten Leistungen imstande sei.

Nach vier Monaten reichte ich ein neunzigseitiges Exposé mitsamt Fußnoten und Literaturverzeichnis bei meinem Professor ein. Er war von der Arbeit sehr angetan und meinte, dass der Text in seiner jetzigen Form mit einer kleinen Überarbeitung wohl reichen würde, um den Doktortitel zu erlangen. Ich solle jedoch noch mehr Zeit investieren und deutlicher meine eigene Meinung, meine eigenen Argumente herausarbeiten, da die Arbeit das Potenzial zu einer sehr guten Bewertung hätte.

Doch dazu kam es dann nicht mehr. Die stärker werdenden Wahnideen im weiteren Verlauf nahmen mich irgendwann vollkommen in Beschlag, und ich war nur noch damit beschäftigt, auf diese zu reagieren, sodass die Promotion völlig in den Hintergrund trat und für mich unwichtig wurde. Bei dem Professor habe ich mich nie wieder gemeldet.

Auch in Düsseldorf hatte ich mittlerweile den Eindruck, dass völlig fremde Menschen mich auf der Straße erkennen würden. Mittlerweile setzten meine Gedanken unterschiedlichste Ereignisse mit mir in Verbindung. Der Sprecher im Radio machte in seiner Moderation ganz bewusst Anspielungen auf mich. Er sprach von einem Wellensittich »Hansi«, aber damit meinte er mich. Er durfte meinen Namen nicht nennen, also benutzte er diesen Decknamen, aber viele Hörer wussten, wen er damit meinte. Damals wurde gerade viel über einen freilaufenden Bären »Bruno« in den Medien berichtet. Ich las einen Beitrag in der Zeitung, und ich war mir sicher, dass ich damit gemeint war und man damit auf diese Weise verdeckt über mich berichten wollte. Und so gab es viele Beispiele.

Ich überlegte, woher alle so viel über mich wussten, und es verfestigte sich die Vermutung, dass meine Wohnung mit Mikrofonen und Kameras ausgestattet worden war. Ich glaubte, dass Kriminelle diese Aufzeichnungen über das Internet veröffentlichten. Dort verfolgte eine wachsende Anzahl von Menschen das, was ich in meiner

Wohnung tat und sagte. Ich suchte im Internet unter unterschiedlichsten Suchbegriffen nach diesen Aufnahmen, doch ich fand nichts. Also mussten die Kriminellen meinen Computer gehackt und für diese Seiten gesperrt haben. Ich saß vor dem Fernseher und war mir sicher, dass der Sprecher in dem Moment Aufnahmen von mir sehen konnte und jetzt natürlich direkt zu mir sprach. Er lachte sogar, wenn ich vor dem Fernseher eine Grimasse zog. Ich könnte viele weitere Beispiele anfügen. Ich setzte einen Stoffhasen vor den Fernseher. Einige Zeit später wurde im Radio ein Hase erwähnt: Ein erneuter »Beweis« für meinen Verdacht.

Wenn man einmal angefangen hat, nach Zeichen zu suchen, findet man sie überall. Ich lebte in diesem Zustand mehrere Monate. Fast ständig machte sich jemand in den Medien über mich lustig. Andere Beiträge ergriffen Partei für mich und kritisierten ihrerseits in Andeutungen diejenigen, die mich angriffen. So bekamen fast alle Äußerungen in Fernsehen, Radio oder Presse eine zweite Bedeutungsebene, die mich betraf. Bald war ich mir sicher, dass auch mein Auto abgehört wurde. Selbst bei meinen Eltern glaubte ich zu erkennen, dass dort Mikrofone sein müssten. Ich vergewisserte mich immer wieder, indem ich Radio hörte und dabei auf entsprechende Kommentare stieß.

Bei all den Andeutungen, in denen sich die Medien mittlerweile über mich lustig machten, vermutete ich Anspielungen auf einen kurzen Text zu erkennen, den ich vor ein paar Jahren geschrieben hatte. Im Fernsehen traten als

Indianer verkleidete Moderatoren auf, und auch im Radio machte ein Sprecher einen Witz über Indianer. Meine Geschichte war nur drei oder vier Seiten lang, und darin ging es auch um einen jungen Mann indianischer Abstammung, der auf einen Medizinmann trifft. Irgendjemand musste den Medien den Text zugespielt haben. Ich suchte nach dem alten Papier und fand eine Kopie auf einem ausgedienten Computer. Wie konnte man mir nur aus dieser Geschichte aus meiner Jugendzeit heute einen Strick drehen und mich der Lächerlichkeit preisgeben!

Da kam mir die Idee, dass ich an diesem Text weiterschreiben sollte. Ich musste es tun, um den Leuten da draußen zu beweisen, dass dies keine lächerliche Geschichte war, sondern dass ich in der Lage wäre, einen großen, intelligenten Roman zu schreiben. Also fing ich an! Bald hatte ich das Gefühl, dass auch meine neuen Passagen wieder in Radio und Fernsehen auftauchten. Natürlich wurde mein Computer angezapft, und sie hatten längst gelesen, was ich geschrieben hatte! Ich machte weiter und nahm das auf, was im Fernsehen und im Radio vermeintlich zu meinem Text gesprochen worden war.

So begann ein Wechselspiel. Ich antwortete in meinem Roman auf das, was von außen daraus gemacht wurde. Gleichzeitig sog ich alle Informationen nur so auf. Ich besorgte mir immer mehr Bücher, meist Klassiker der Weltliteratur, um meinen Schreibstil zu verbessern und mir schriftstellerisches Handwerk anzueignen. Ich schaute Dokumentationen, hörte Berichte zu unterschiedlichsten Themen. Gleichzeitig lief ich durch meine Wohnung und sprach unentwegt in Mikrofone. Ich war ständig auf Sendung.

Das Erstaunliche ist, dass ich in dieser ganzen Zeit bereits mit meiner späteren Ehefrau zusammenlebte. Sie war Flugbegleiterin und oft unterwegs. Sobald sie weg war, lebte ich meinen Wahn aus. Über Monate erzählte ich ihr nichts von all den Ungeheuerlichkeiten. Irgendetwas in meinem Inneren sagte mir, dass das völlig abstrus klingen musste; trotzdem war es für mich real. Wenn meine Freundin zu Hause war, hielt ich mich zurück und versuchte, mich möglichst unauffällig zu verhalten. Sie merkte tatsächlich nicht wirklich, was mit mir los war. Nur in der einen oder anderen Situation verhielt ich mich seltsam. Sie fragte ab und an, warum ich gerade mit mir selbst gesprochen hätte, oder sie wunderte sich, dass ich ihr sagte, sie solle leiser sprechen, weil uns sonst die Nachbarn hörten. Was wirklich mit mir los war, hätte sie aber nie geahnt!

C. Halluzinationen, Stimmen hören

Irgendwann hörte ich – erst ganz leise – flüsternd ein Gemurmel. Ich konnte kaum verstehen, was gesagt wurde, und lauschte angestrengt. Zunächst dachte ich, es wären die Nachbarn. Mit der Zeit wurden die einzelnen Stimmen lauter und deutlicher, und es kamen noch andere hinzu. Ich war mir sicher, dass das etwas mit der ganzen Abhöraktion zu tun haben musste. Aber wieso konnte ich hören, was die Leute am anderen Ende der Leitung sprachen? Ich kam zu dem Schluss, dass es irgendeine Form von Rückkopplung aus den Mikrofonen sein musste. Anscheinend hatte ich die besondere Fähigkeit, einen speziellen Frequenzbereich zu hören. Jetzt sprach ich diese Leute, die mich abhörten, direkt an. Die Stimmen kommentierten mein Handeln, sie sagten mir, ich solle schneller schreiben, weil schließlich ein riesiges Publikum auf die Geschichte wartete. Teilweise machten sie mir sogar Vorschläge, wie ich weiterschreiben sollte, oder diktierten mir gleich einzelne, komplette Sätze. Irgendwann war das Buch tatsächlich fertig!

An dieser Stelle sollte ich vielleicht kurz erläutern, was unter akustischen Halluzinationen und insbesondere Stimmenhören zu verstehen ist. Man spricht im Allgemeinen auch schon mal von inneren Stimmen. Nicht zuletzt vertiefen Schriftsteller sich mitunter sehr intensiv in ihre Bücher. Sie durchleben die Handlung und führen Dialoge mit ihren Protagonisten ohne, dass man dies als pathologisch bezeichnen müsste. Es handelt sich dabei nämlich nicht um akustische Halluzinationen und psychotisches Stimmenhören.

Natürlich gibt es auch so etwas wie innere Dialoge. Das kennt sicherlich jeder von uns. Man versetzt sich gedanklich in eine Situation oder ein Gespräch und stellt sich dann ganz konkret vor, wie dieses verläuft. Manche Menschen sprechen dabei laut ihren Part des Dialogs. Das ist aber reine Imagination, und man ist sich dessen durchaus bewusst. Auch wenn man im übertragenen Sinne auf seine innere Stimme hört, nimmt man diese nicht tatsächlich akustisch wahr. Diese inneren Stimmen sind mehr gedankliche Eingebungen, die in der Person, nur für sie selbst vernehmbar, erklingen.

Eine akustische Halluzination ist aber etwas völlig anderes. Dabei hören Sie eine Stimme tatsächlich sensorisch wie aus einem Radio oder Fernseher. Sie wundern sich mitunter, wer Sie da gerade anspricht, und schauen sich vielleicht sogar nach dem Ursprung der Stimme um. Bei einem inneren Dialog würden Sie dagegen nicht denken, dass irgendwo ein Radio läuft und Sie den Sprecher hören.

Diese Form der Halluzination ist indes ein häufiges Symptom der Schizophrenie. Innere Stimmen und ebensolche Dialoge wird man hingegen gemeinhin nicht als pathologisch bezeichnen müssen.

Zurück zu meiner Geschichte: In meiner Vorstellung verfolgte mittlerweile ein weltweites Millionen-Publikum die Aufnahmen und Gespräche. Längst wurden damit Einnahmen im siebenstelligen Bereich erzielt. Ich hörte, wie sich unterschiedliche Gruppen um dieses Geld stritten. Prozesse wurden geführt. Längst war mein Roman in mehrere Sprachen übersetzt worden; auch in Hollywood hatte man sich bereits mit der Geschichte befasst. Immer mehr Menschen hörte ich über mich und zu mir über die Mikrofone sprechen. Irgendwann schaltete sich Robert De Niro in das Gespräch ein. Hier hätte ich eigentlich stutzig werden müssen, da der Schauspieler mit seiner deutschen Synchronstimme sprach. Aber ich zweifelte nicht an meinen Wahrnehmungen.

Ich war ständig in einem Zustand innerer Anspannung. In diesem Dauerstress meinte ich, unablässig reagieren oder antworten zu müssen. So aufregend es war, eine berühmte

Persönlichkeit zu sein, so erschreckend fühlte es sich auch an, keinerlei Privatsphäre mehr zu haben. Ich stand permanent im Rampenlicht, und genau davor hatte ich doch Angst!

D. Der Gang zum Psychiater und der Beginn der Behandlung

Zu dieser Zeit fiel auch meinem Umfeld auf, dass mit mir irgendetwas nicht stimmte. Ich wirkte oft abwesend, war ständig angespannt, sprach manchmal einfach vor mich hin. Meine Freundin und auch meine Eltern machten sich immer mehr Sorgen. Irgendwann sprachen sie mich direkt an und empfahlen mir, ich solle zum Psychiater gehen. Ich weiß nicht genau, warum ich mich damit einverstanden erklärte. Denn ich war mir nicht bewusst, dass ich Wahnvorstellungen hatte. Für mich waren diese Einbildungen alle real! Ich glaube aber, dass ich schon registrierte, dass es mir nicht gut ging. Für mich lag das an den belastenden Zuständen, unter denen ich leben musste. Ich hoffte, dass vielleicht ein Medikament, das den Stress abbaut, helfen könne.

Also suchte ich in Begleitung meines Vaters eine niedergelassene Psychiaterin auf. Ich ging ins Sprechzimmer und war mir auch hier schon wieder sicher, dass uns im Nebenraum Leute belauschten. Die Ärztin fragte mich, wie sie mir helfen könne. Ich weiß nicht mehr warum, aber hier hatte ich auf einmal das Gefühl, als müsse ich endlich einmal aussprechen, was Sache ist. Ich antwortete ihr: »Sie wissen doch ganz genau, was los ist. Alle wissen es!« An das weitere Gespräch kann ich mich nicht erinnern, aber ich habe ihr zumindest so viel erzählt, dass sie mich in eine psychiatrische Klinik überweisen wollte. Sie sagte mir, dass ich an einer Psychose aus dem schizophrenen Formenkreis erkrankt sei. Ich weigerte mich aber, in eine Klinik zu gehen. Aus meiner Sicht war ich nicht krank, und das, was ich erlebte, war real: Gegen meinen Willen konnte sie mich schließlich nicht einweisen.

Eine Zwangseinweisung gegen den Willen des Betroffenen ist nur bei akuter Selbst- oder Fremdgefährdung möglich. Es muss also eine konkrete Gefahrenlage vorliegen. Diese hohe Hürde für eine Zwangseinweisung ist auch sicherlich notwendig. Schließlich entzieht man dem Betroffenen im Zweifel auch mit Gewalt seine Freiheit. Dass dies nicht einfach möglich ist, bloß, weil ein Außenstehender der Meinung ist, dass die Person krank ist und Hilfe braucht, ist richtig. Man kann schließlich einem Menschen nicht gewaltsam Hilfe aufzwingen, der diese gar nicht möchte. Vielleicht ist die erste Diagnose sogar falsch. Außerdem wäre sonst dem Missbrauch der Zwangseinweisung Tür und Tor geöffnet.

Also gab die Ärztin schließlich auf, verschrieb mir ein Neuroleptikum, und ich ging mit dem Medikament und meinem Vater zurück nach Hause.

Zu Hause angekommen, war ich tatsächlich bereit, das Medikament zu nehmen. Dies wird bei akut psychotischen

Patienten häufig nicht der Fall sein, da sie ihrer Überzeugung nach nicht krank sind: Die Wahnideen sind für den Erkrankten feste Überzeugungen, für ihn entsprechen sie der Realität. Er wird sich nicht ohne Weiteres davon abbringen lassen. Ich nahm die Medikamente auch nicht, weil ich dachte, dass das, was mir passierte, nicht real sei und ich mir dieses aufgrund einer Erkrankung nur einbildete. Ich dachte vielmehr, dass die Situation, in der ich mich befand, durchaus dem entsprach, was sich schizophrene Patienten sonst nur einbilden, nur, dass diese bei mir eine ganz reale war.

Was Menschen mit Schizophrenie in etwa für Wahnvorstellungen entwickelten, wusste ich, da ich in meinem Zivildienst mit psychisch Kranken zusammengearbeitet und so indirekt gewisse Auswirkungen der Krankheit auf das Leben der Betroffenen bereits kennengelernt hatte. Ich dachte mir, wenn meine Lebensumstände dem entsprachen, was sich die Erkrankten einbildeten, dann könnten mir diese Medikamente vielleicht auch helfen, mit meiner Lebenssituation umzugehen und zur Ruhe zu kommen. Also nahm ich das Neuroleptikum wie verordnet ein.

E. Der Umgang mit Schizophrenie-Patienten in einer akuten Psychose

Wenn Sie auf einen Menschen treffen, von dem Sie glauben, dass er sich in einer akuten Psychose befindet, ist das Wichtigste, dass Sie ihn dazu bewegen, zu einem Arzt oder in eine psychiatrische Klinik zu gehen. Dort können ihm Neuroleptika verabreicht werden.

Die medikamentöse Therapie als erste Maßnahme

Die mit Abstand wichtigste Therapie bei paranoider Schizophrenie ist die Behandlung mit Medikamenten. Es geht primär darum, den Dopaminstoffwechsel wieder in geregelte Bahnen zu lenken. Heute vermutet man, dass neben dem Dopamin auch die Wechselwirkung mit anderen Botenstoffen wie Serotonin, Acetylcholin, Histamin und Noradrenalin eine Rolle bei der Schizophrenie spielen.

Letztlich ist der genaue Vorgang im Hirnstoffwechsel noch nicht abschließend erforscht. Während die älteren, klassischen Neuroleptika noch erhebliche Nebenwirkungen – besonders auf den Bewegungsapparat des Patienten – hatten, ist dies bei den modernen, als atypisch bezeichneten Neuroleptika kaum noch der Fall. Allerdings gibt es Nebenwirkungen, die auftreten können. Es gibt mittlerweile eine Vielzahl von atypischen Neuroleptika, und es werden immer neue entwickelt. Diese wirken in der Regel sehr gut gegen Wahnvorstellungen und Halluzinationen, und zum Teil auch gegen die Negativsymptomatik.

Das Gespräch mit akut psychotischen Personen

Wie ich bereits erwähnt habe, wird der Betroffene nicht ohne Weiteres bereit sein, sich in eine Klinik zu begeben. Aus seiner Sicht ist er ja nicht krank, sondern wird z. B. tatsächlich verfolgt. Wenn Sie dem Betroffenen sagen, dass er krank sei, dass er sich das alles nur einbilde und deshalb zu einem Arzt gehen solle, wird er Ihnen dies höchstwahrscheinlich nicht glauben. Wahrscheinlich wird er denken, dass Sie lügen und dass Sie vielleicht selbst Teil der Verschwörung sind.

Das Wichtigste im Umgang mit einem an Schizophrenie Erkrankten in einem psychotischen Schub ist, zunächst Vertrauen aufzubauen. Hören Sie dem Betroffenen zu. Stellen Sie Fragen. Sagen Sie nicht, dass er verrückt oder krank sei. Versuchen Sie, mit ihm zusammen zu überlegen, ob das, was er erlebt, wirklich alles so sein kann. Fragen Sie, warum sich – seiner Meinung nach – die Leute verschworen haben sollten, weshalb überhaupt so viele ein Interesse an seiner Person haben sollten. Überlegen Sie mit dem Betroffenen zusammen, ob es vielleicht eine viel einfachere Erklärung gibt. Sie werden nicht von jetzt auf gleich ein verfestigtes Konstrukt aus Wahnideen umwerfen können, aber Sie vermögen Denkanstöße zu geben und vielleicht ein paar Zweifel zu wecken.

Letztlich sollte das Ziel sein, den Betroffenen dazu zu bewegen, sich in Behandlung zu begeben. Der Ansatzpunkt muss hier der Leidensdruck des Betroffenen sein. Vermutlich werden ihn seine Wahnvorstellungen auf irgendeine Art auch belasten. Sagen Sie dem Betroffenen, dass es in seiner Lebenssituation verständlich ist, dass es ihm schlecht geht. Teilen Sie ihm mit, dass es keine Schande ist, sich Unterstützung und Hilfe zu suchen, und dass es Medikamente gibt, die ihm helfen, mit seiner Lebenssituation besser umzugehen. Machen Sie ihm klar, dass – unabhängig davon, ob seine Schilderungen der Wirklichkeit entsprechen – er Hilfe bei einem Psychiater oder in einer Klinik erfahren wird.

Dies sind Ansätze, die ich meinerseits im Umgang mit anderen Betroffenen gewählt habe und mit denen ich teilweise Erfolg hatte. Es ist kein fest vorgeschriebenes Prozedere. Vielleicht ergeben sich bei Ihnen im Gespräch andere Ansätze. Seien Sie kreativ, und vor allem, bauen Sie Vertrauen auf. Bleiben Sie aber auf jeden Fall auf kritischer Distanz zu den Wahnideen und steigen Sie nicht darauf ein!

F. Das Abklingen der Halluzinationen und des Wahns

Zu Hause bei meinen Eltern sollten für mich noch ein paar dramatische Tage folgen. Noch waren der Wahn und die Halluzinationen nicht verschwunden. An einem Tag hörte ich von vielen Stimmen laute Sprechchöre und ich dachte, man hätte sich in der Nähe versammelt, um gegen mich zu protestieren.

Eines Nachts war ich mir sicher, dass ein Sondereinsatzkommando der Polizei den Garten umstellt hätte, um mich zu holen. Ich hielt die ganze Zeit Zwiegespräche mit den Männern am anderen Ende der Abhörgeräte. Von all dem erzählte ich meinen Eltern und meiner Frau erstaunlicherweise wieder nichts. Aber ich unternahm auch nichts und blieb in meinem Zimmer. In diesem Zustand wäre ich in einer psychiatrischen Klinik sicherlich besser aufgehoben gewesen, aber ich hatte mich ja geweigert, dort hinzugehen. Allerdings nahm ich sehr regelmäßig meine Medikamente.

Zum Glück wirkte das Neuroleptikum bei mir schnell. Schon nach drei oder vier Tagen ließen die Wahnideen nach. Auch die Stimmen verschwanden kurz darauf, und nach zehn Tagen fiel dieses ganze Ideenkonstrukt von mir ab. Es fiel mir wie Schuppen von den Augen, dass ich mich über mehr als ein Jahr in einer falschen Realität befunden hatte.

So schnell und so gut wie bei mir muss das erste Neuroleptikum, das man einsetzt, nicht immer wirken. Vielleicht wird es nötig sein, noch ein zweites Medikament auszuprobieren. In den allermeisten Fällen wird man mit den verschriebenen Medikamenten eine Psychose jedoch in den Griff bekommen.

IV. Die Folgen der Psychose und die Negativsymptomatik

Meine Psychose war vorbei. Die Positivsymptomatik war abgeklungen. Was blieb, war bleierne Schwere, eine tiefe Verunsicherung – und massive Zukunftsängste. Mir ging es sehr schlecht. Meine Frau und meine Eltern wussten auch nicht, wie sie mir helfen sollten. Die Psychiaterin schlug vor, dass ich mich in eine Tagesklinik begeben solle. Vor einem stationären Aufenthalt schreckte ich immer noch zurück. Mit einer psychiatrischen Klinik hatte ich massive Berührungsängste.

Wir fuhren also in eine psychiatrische Klinik, um mir einen Platz in einer Tagesklinik zu suchen. Ich hatte Glück, dass fast sofort ein Platz für mich frei war. Sicherlich hatte es auch ein bisschen damit zu tun, dass ich zu diesem Zeitpunkt privat krankenversichert war. Leider wird man oft eine gewisse Zeit warten müssen.

Wenn die Situation akut ist und man sofort einen Platz in einer Klinik braucht, wird man meistens nicht umhinkommen, sich zunächst freiwillig auf eine geschlossene Station zu begeben. Wird ein Platz in einer offenen Station in der Klinik frei, kann man sich dorthin verlegen lassen.

A. Die Tagesklinik

Ich konnte also direkt in eine Tagesklinik. Diese unterscheidet sich von einem stationären Aufenthalt dadurch, dass man im Anschluss an die Therapien nach Hause geht und dort schläft. Erst am nächsten Morgen zum gemeinsamen Frühstück kehrt man in die Klinik zurück. Meist sind die Wochenenden frei. In den sieben oder acht Stunden, die man sich in der Tagesklinik aufhält, finden die gleichen Therapien statt wie bei einem stationären Aufenthalt. Es gibt Arztvisiten und Einzeltherapie bei Psychotherapeuten. Aber auch in Gruppen finden zu unterschiedlichen Themen Therapien statt.

Die Tagesklinik hat den Vorteil, dass der Patient ein Stück weit in seinem Alltag bleibt. Natürlich kann diese Einbindung in den Alltag auch belasten. Daher ist es möglicherweise ratsam, den Patienten zunächst eine Zeitlang stationär zu behandeln und ihn einmal komplett rauszunehmen aus seiner gewohnten Umgebung. Die Tagesklinik würde sich dann an einen stationären Aufenthalt anschließen, zur Belastungserprobung und zur Nachversorgung.

Nach fünf Wochen stellte man bei mir fest, dass die Belastung in der Tagesklinik für mich noch zu groß war. Ich hatte mittlerweile meine Berührungsängste mit der Psychiatrie auch ein wenig abgebaut, und nach einiger Überredung war ich zu einem stationären Aufenthalt bereit.

Wenn man so will, bin ich den eigentlich üblichen Verlauf einer Behandlung rückwärtsgegangen. Zunächst war ich ambulant über eine Psychiaterin versorgt und bin dann über die Tagesklinik in eine stationäre Betreuung gewechselt. Der Grad der medizinisch-therapeutischen Betreuung wurde also immer intensiver.

B. Postpsychotische Ängste und die postpsychotische »Schonhaltung«

Bei mir war vor allem das Problem, dass ich auf dem Weg in die Tagesklinik in der Straßenbahn und auf der Straße immer noch latent das Gefühl einer gewissen Wahrnehmungsverschiebung hatte. Die Blicke von Menschen oder beiläufig mitgehörte Gespräche lösten in mir starke Emotionen aus. Ich wusste, dass ich sehr lange Zeit vieles fälschlicherweise auf mich bezogen hatte. Ich vermied es also, Menschen anzusehen, damit ich von diesen kein nonverbales Feedback über den Geschichtsausdruck bekam, was ich dann wieder falsch interpretieren würde.

Dennoch kamen immer wieder kurze Beziehungsideen auf, die ich mit meinem jetzigen Wissen allerdings schnell hätte beiseite schieben können. Zwar schirmte mich das Neuroleptikum von vielen Reizen und daraus resultierenden Beziehungsideen ab, aber die Angst, dass dies alles wieder losgehen würde, beeinflusste mein Verhalten.

Ich habe es auch später sehr lange vermieden, Menschen direkt anzusehen. Unter fremden Menschen fühlte ich mich immer etwas unwohl und versuchte nach Möglichkeit, selbst so wenig wie möglich meine eigenen Emotionen sichtbar werden zu lassen, um meinerseits kein Feedback von anderen hervorzurufen. Meine Mimik fror regelrecht ein. Meine Frau hat mich dann oft gefragt, warum ich diesen oder jenen Passanten so grimmig angesehen hätte. Mir war nicht bewusst, dass mein Gesichtsausdruck etwas Grimmiges hatte. Er war einfach erstarrt, um keinen Austausch zu provozieren. Selbst im unmittelbaren Dialog mit einer Person hatte ich Angst, dem Gegenüber in die Augen zu sehen. Meine Mimik reagierte mit einer gewissen Verzögerung, gleichsam immer nur unterdrückt. Dabei war mir gar nicht mehr bewusst, dass ich dies tat, um eine Wahrnehmungsverschiebung und Beziehungsideen zu vermeiden. Es war eine Art »Schonhaltung«, die ich mir über Jahre antrainiert hatte.

C. Der stationäre Aufenthalt

Mein stationärer Aufenthalt sollte über fünf Monate dauern. Ich möchte hier einmal vorab sagen, dass ich mich bei nahezu allen Klinikaufenthalten, die ich auch später erlebt habe, fast immer sehr wohl gefühlt habe. Eigentlich gab es nur eine Ausnahme, und in diesem Fall wurde ich hoch psychotisch gegen meinen Willen in einer geschlossenen Station einer fremden Stadt festgehalten. Diese Station hatte auch wirklich den Charme eines Gefängnisses. Als ich dann schon am nächsten Tag nach Düsseldorf verlegt wurde, fühlte ich mich auch dort wieder gut aufgehoben.

Zunächst einmal ist die Klinik ein geschützter Raum. Der Patient wird aus seinem Alltag mit allen Aufgaben und

Verpflichtungen herausgenommen. Durch die räumliche Abtrennung ist auch örtlich eine Zäsur vorgegeben. In den meisten Fällen wird also der Patient, wenn er sich damit abgefunden hat, in einer psychiatrischen Klinik zu sein, seinen Aufenthalt als Entlastung empfinden.

Bei einem ersten Klinikaufenthalt werden manche Patienten Probleme damit haben, sich einzugestehen, dass dieser Aufenthalt notwendig ist. Die Behandlung in einer Psychiatrie ist in der Gesellschaft immer noch mit vielen Vorurteilen belastet. Dies kann auch die Einstellung der Patienten zur Klinik mit beeinflussen. Wenn diese Vorurteile jedoch erst mal abgebaut sind, werden die meisten Patienten in der Klinik eine Erleichterung verspüren.

Dies gilt natürlich nicht für akut psychotische Patienten, die gegen ihren Willen in der Klinik festgehalten werden. Solche Patienten werden in ihrer Paranoia Angst haben und fliehen wollen.

Natürlich gibt es Probleme, die man mit in die Klinik nimmt und die einen weiter belasten. Bei mir waren das auf einmal sehr massive Zukunftsängste. Mir war nach dem Abklingen der Psychose bewusst geworden, dass seit meinem letzten Anstellungsverhältnis schon über ein Jahr vergangen war. Ich wusste auch nicht, wie lange ich noch brauchen würde, um wieder »funktionieren« zu können. Ich dachte an die Lücke in meinem zuvor tadellosen Lebenslauf. Ich machte mir Sorgen, ob ich wieder einen Job finden würde.

D. Die Therapien in der Klinik

In der Klinik begann bald ein fester Plan mit unterschiedlichen Therapien an den einzelnen Wochentagen. Darunter waren Ergo-, Musik- und Kunsttherapie, Tanz und Sport. Ich habe aber im Rahmen einer Therapie auch gekocht und einen Computerkurs gemacht. Am Anfang werden sich wahrscheinlich viele Patienten fragen, wie diese Therapien ihnen denn bei ihren Problemen helfen können. Ein nicht zu unterschätzender Faktor ist dabei, dass die Tätigkeit den Patienten davon ablenkt, in seine Probleme abzutauchen. Die Fokussierung auf eine Tätigkeit unterbindet dauerndes Kreisen um die gleichen Probleme. Hinzukommt, dass man hier ganz bewusst nur etwas für sich selbst tut.

Ich hatte bereits beschrieben, dass die Klinik ein geschützter Raum ist, der die alltägliche Last von dem Patienten nimmt. Es geht dort nicht darum, zu funktionieren oder Erwartungen gerecht zu werden. Dieses Gefühl der Entlastung wird noch dadurch verstärkt, dass die Dinge, mit denen man sich in der Klinik beschäftigt, den Patienten in den Mittelpunkt stellen. Er bekommt die Möglichkeit, sich in Tätigkeiten auszudrücken und zu erproben, die nicht primär einen praktischen Nutzen haben.

Darüber hinaus ermöglichen Gruppentherapien es dem Patienten, unbefangen mit anderen Menschen zu interagieren. Viele Patienten, so wie ich, haben gerade damit ein Problem. Beim gemeinsamen Sport, Tanzen oder Musizieren geschieht eine Interaktion ganz natürlich und aus der Sache heraus; es kann eine befreiende Erfahrung sein.

Bei den eher künstlerischen Therapien kommt hinzu, dass dem Patienten hier eine Formensprache gegeben wird, um sich auszudrücken. In der Musik, beim Tanz oder beim Malen kann er Dinge artikulieren, für die er vielleicht keine Worte findet. Allein der Ausdruck dieser Gefühle oder Gedanken kann schon eine befreiende Wirkung haben: Man gibt sie ein Stück weit ab. Dann muss man diese Äußerung auch gar nicht interpretieren oder analysieren, wobei ein solches Begutachten seinerseits interessant sein kann.

Auch bei späteren Klinikaufenthalten, wenn es mir primär wegen der belastenden Negativsymptomatik schlecht ging, trat in der Klinik sehr schnell eine Linderung ein. In der Regel bin ich sehr gerne zu den einzelnen Therapien gegangen, und es fiel mir meistens nicht schwer, mich zu motivieren. Nur selten kam es vor, dass ich einfach nicht die Kraft für die Therapie aufbringen konnte und in meinem Zimmer liegen blieb.

V. Die Negativsymptomatik

Das meiste, was ich bisher beschrieben habe, betraf die Positivsymptomatik – also vor allem die Zeit innerhalb eines psychotischen Schubs – oder das Auftreten von Frühsymptomen. Diese Symptomatik ist die spektakulärste Erscheinungsform der Schizophrenie, die auch deren spezifischen Charakter ausmacht. Man sollte jedoch bedenken, dass die Zeit, in der ich psychotisch war, nur den bei weitem geringsten Teil des Krankheitsverlaufs ausmachte. Bis auf den ersten Schub, der ja über ein Jahr andauerte, weil die Krankheit noch unerkannt war, dauerten die späteren Schübe nur wenige Tage oder Wochen. Es waren auch nur noch zwei oder drei. Den wesentlich längeren Zeitraum der Erkrankung, die über zehn Jahre anhielt, hatte eine andere Ausprägung der Schizophrenie mein Leben fest im Griff.

Dieses zweite Gesicht der Schizophrenie ist die Negativsymptomatik. Sie tritt in der Zeit zwischen den Schüben auf, in denen der Betroffene nicht psychotisch ist. Nicht jeder Erkrankte erlebt diese Negativsymptomatik; sie ist jedoch nicht selten. Die Negativsymptomatik betrifft vor allem die Gefühlslage des Erkrankten. Man kann sie mit einer schweren Depression vergleichen, obwohl es Unterschiede gibt. Auch sind die Ursachen im Hirn des Betroffenen andere.

Die charakteristischsten Gefühle in der Negativsymptomatik sind Antriebslosigkeit und Lethargie. Selbst die einfachsten Tätigkeiten im Alltag erscheinen einem als eine nicht zu bewältigende Aufgabe. Innerlich fühlt man sich leer und teilnahmslos. Hinzu kommen Konzentrationsschwierigkeiten: Es fällt schwer, klare Gedanken zu fassen und sie länger zu verfolgen. Irgendwann reißen die Gedanken unvermittelt ab. Es ist, als befände man sich unter einer Glocke oder in einem bleiernen Korsett. Dieses Gefühl machte sich auch in der Klinik breit. Es sollte mich die nächsten zehn Jahre begleiten – mal mehr, mal etwas weniger.

Nach ungefähr sechs Monaten stand meine Entlassung aus der Klinik an. Ich hatte mich von dort aus auf verschiedene Stellen als Rechtsanwalt beworben und war bei Bewerbungsgesprächen gewesen. Meine größte Sorge war ja, ob ich überhaupt noch einen Job finden würde. Sie erwies sich als unbegründet: Bevor ich aus der Klinik entlassen wurde, habe ich einen Arbeitsvertrag bei einer großen Wirtschaftsprüfungs- und Steuerberatungsgesellschaft unterschrieben. Ich wollte fast nahtlos dort anfangen. Meine Ärzte und Therapeuten in der Klinik meinten, dass dies vielleicht ein bisschen viel sein könnte, ich solle es aber einfach versuchen.

So begann ich also meine Arbeit in einer neuen Firma. Insgesamt hielt ich dort dreieinhalb Jahre durch. Es war jedoch ein täglicher Kampf, und im Nachhinein betrachtet, war es Wahnsinn, dass ich mit meiner Erkrankung an dieser Arbeit festhielt. Mein Alltag war geprägt von der Negativsymptomatik und ich verharrte in einer postpsychotischen Schonhaltung, die mich sehr behinderte. In der Firma fühlte ich mich seltsam fremd. Ich hatte immer noch Angst, wenn andere Menschen um mich herum waren, und es fiel mir nicht leicht, mit meinen Kollegen zu sprechen. Ich vermied es, in die Teeküche zu gehen, sobald dort andere Menschen waren. Neben der post-psychotischen Schonhaltung hatte ich zudem das Gefühl, als müsse ich ständig etwas verbergen. Ich befürchtete, andere könnten merken, dass mit mir etwas nicht stimmte.

Die Arbeit fiel mir von Anfang an schwer. Es kostete mich große Überwindung, überhaupt mit einer Aufgabe anzufangen. Dazu kam noch, dass mir das Steuerrecht völlig unbekannt war. Die Negativsymptomatik lähmte mich. Wenn ich ein Projekt übertragen bekam, arbeitete ich zunächst einmal gar nicht daran. Ich saß auf meinem Stuhl und spürte Druck, aber konnte nicht anfangen. Eigentlich war ich nur damit beschäftigt, vorzugeben, dass ich arbeiten würde. Ich teilte mir das Zimmer mit einem Kollegen, und so blätterte ich sinnlos in Büchern oder tippte ohne jeglichen Plan etwas in meinen Rechner. Hatte ich für eine Aufgabe vier Tage Zeit, fing ich gegen Ende des dritten Tages mit der Arbeit an. Dann musste natürlich alles sehr schnell gehen. Ich arbeitete eher oberflächlich und darunter litt die Qualität der Arbeit. Oft ärgerte sich mein Chef über Ungenauigkeiten oder Flüchtigkeitsfehler. Insgesamt reichten die mäßigen Ergebnisse jedoch, um irgendwie mitzuschwimmen. Was meine Karriere in der Firma anging, machte ich freilich keine Fortschritte.

Ich hasste es, zur Arbeit zu gehen. Es war eine Qual. Jeden Morgen, wenn der Wecker klingelte, war ich entsetzt, dass die Nacht schon wieder herum war. Meine damalige Partnerin machte sich fertig für die Arbeit, ich blieb im Bett liegen. Wiederholt ermahnte sie mich, dass ich aufstehen müsse! Ihre Ermahnungen wurden immer eindringlicher. Irgendwann stand ich dann tatsächlich auf, allerdings nur, um mich sofort wieder im Wohnzimmer aufs Sofa zu legen. Meine einzige Antwort war: »Ich kann nicht.« Es war ein täglicher Kampf, aber irgendwie schaffte ich es dennoch ins Büro. Manchmal rief ich jedoch an, dass ich krank sei. Ich hangelte mich von Wochenende zu Wochenende, von Urlaub zu Urlaub. Zwischendurch brauchte ich immer wieder Erholungsphasen, in denen ich mich krankschreiben ließ.

Nach etwas über einem Jahr im Beruf musste ich etwas ändern, und so bat ich um ein berufsbegleitendes Studium. Als Wichtigstes schien mir, dass ich an zwei Tagen jede zweite Woche aus dem Büro rauskommen würde. Tatsächlich wurde ich für ein Master Studium in Mannheim angemeldet. Wir waren dort eine Gruppe von dreißig Studenten, die zusammen die Vorlesungen besuchten. Auch wenn das Studium Konzentration und Arbeit kostete, war der Druck doch ein anderer, und ich konnte die Tage in Mannheim als weitere Erholungsphasen nutzen.

Insgesamt besserte sich mein Zustand jedoch nicht. In den dreieinhalb Jahren, die ich in dieser Firma arbeitete, war ich zweimal für ein paar Wochen in einer psychiatrischen Klinik. Nach Abschluss dieses Studiums teilte ich meinem Arbeitgeber mit, dass ich krank sei, und wir hoben einvernehmlich den Arbeitsvertrag auf, ohne dass ich wusste, wie es weitergehen sollte.

Ich kann im Nachhinein mit Bestimmtheit sagen, dass die sofortige Aufnahme einer Anstellung als Rechtsanwalt meinen Zustand recht drastisch verschlechtert hatte. Ich war permanent überfordert. Trotzdem sagten mir Ärzte und Therapeuten, dass ich unbedingt an meiner Arbeit festhalten solle. Diese feste Struktur sei überaus wichtig für mich und gäbe mir ein stabiles Umfeld. Nach dem Lehrbuch ist dies wohl ein richtiger Ansatz, um eventuellen erneuten Schüben vorzubeugen. Mit einer so ausgeprägten Negativsymptomatik, wie ich sie zu diesem Zeitpunkt hatte, führte dies jedoch nur zu einer Verschlechterung des Zustandes.

Ich will den Ärzten an dieser Stelle keinen Vorwurf machen. Schließlich können sie nur beurteilen, was der Patient ihnen mitteilt. Wahrscheinlich war ich zu stolz, um den Ärzten zu erzählen, wie kläglich mein Leben wirklich verlief. Ich wollte nicht als Jammerlappen dastehen. Es ist schwer, zuzugeben, dass man ohne nachvollziehbaren Grund einfach nicht leistungsfähig ist. Von meinem Alltag erzählte ich daher nicht viel oder deutete meine wahre Befindlichkeit, wenn überhaupt, nur sehr untertrieben an. Ich werde an späterer Stelle darauf eingehen, dass eine Erholung und Genesung in meinem Fall auch sehr stark mit einer Entlastung zusammenhing.

A. Die medikamentöse Therapie im weiteren Verlauf der Erkrankung

Nachdem direkt das erste Medikament meine Psychose beendet hatte, war der Zustand danach – wie oben beschrieben – alles andere als zufriedenstellend. Also erprobte man ein anderes Medikament, das jedoch schnell zu unangenehmen Nebenwirkungen führte: Ich konnte meine Beine auch im Sitzen nicht stillhalten. Bei dem dritten Neuroleptikum blieb man dann. Es schirmte mich relativ gut vor Wahrnehmungsverschiebungen und Beziehungsideen ab. Allerdings fühlte ich mich gleichzeitig, als würden alle Sinneseindrücke seltsam gefiltert, so, als würde ich unter einer Schicht aus Watte stecken.

Gegen die Negativsymptomatik wirkte das Medikament nicht. Trotzdem wurde ich über Jahre mit diesem Medikament behandelt. Die Dosis wurde bis auf das Maximum erhöht. Neben dem Neuroleptikum bekam ich noch ein Antidepressivum. Dies wirkte jedoch auch nicht. Meine medikamentöse Therapie führte dazu, dass ich so gerade funktionieren konnte. Lebensqualität hatte ich jedoch keine. Mir ging es konstant schlecht.

Ich habe lange überlegt, ob ich darüber schreiben soll, welche Medikamente bei mir eingesetzt wurden und wie gut oder schlecht diese wirkten. Ich kann keine Empfehlung für ein bestimmtes Präparat erteilen und auch nicht von anderen abraten. Ein Neuroleptikum ist auf seine Weise bei jedem Patienten unterschiedlich wirksam. Das Neuroleptikum, das einer Gruppe von Patienten sehr gut hilft, kann bei anderen gar nicht oder nur mäßig wirken. Hinzu kommt, dass bei jedem Patienten das jeweilige Medikament unterschiedliche Nebenwirkungen auslösen kann. Im Vordergrund der medikamentösen Therapie sollte daher stehen, das für den jeweiligen Patienten individuell am besten passende Medikament zu finden.

Und genau hier liegt in der Praxis leider ein Problem. Verschiedene Medikamente auszuprobieren, ist aufwendig und kostet Zeit. Erst muss man die Wirkung eines Medikaments abwarten, was zwei, drei Wochen dauern kann. Man sollte seine Wirkung genau analysieren; dabei ist der Arzt auf die Rückmeldung des Patienten angewiesen. Wenn man das Medikament wechselt, muss man das alte Präparat langsam ausschleichen, um das neue langsam anzusetzen. Dieser Prozess dauert wiederum mehrere Wochen und muss recht engmaschig ärztlich begleitet werden, da das Risiko eines erneuten psychotischen Schubs besteht. Diesen Aufwand scheut man daher oft, da in der klinischen Praxis nicht so viel Zeit für jeden einzelnen Patienten gegeben ist. Hier spielt in gewisser Weise auch der Kostendruck im Gesundheitswesen eine Rolle. Ärzte und Kliniken haben oft nur wenig Zeit für den einzelnen Patienten. Das kann zur Folge haben, dass man beim ersten Neuroleptikum, das einigermaßen wirkt, verbleibt, ohne weiter nach dem optimalen Medikament zu suchen. Dabei sind die Unterschiede in der Wirkung enorm!

Meine Empfehlung an alle Patienten lautet daher, dass sie die Wirksamkeit ihrer Medikation genau beobachten sollten: Hören Sie in sich hinein, versuchen Sie genau zu ergründen, was Sie vielleicht an Ihrer Wahrnehmung, Ihren Empfindungen oder Gedankengängen noch stört, und teilen Sie dies Ihrem Arzt mit. Nur das, was Sie Ihrem Arzt mitteilen, kann dieser auch berücksichtigen. Ein engagierter Arzt wird dankbar sein, wenn Sie ihm ein möglichst genaues Feedback geben. Überlegen Sie mit Ihrem Arzt zusammen, ob es vielleicht sinnvoll ist, noch ein anderes Medikament auszuprobieren.

Sollte Ihr Arzt trotz der von Ihnen geschilderten Probleme bei der gegenwärtigen Behandlung nicht dazu bereit sein, scheuen Sie sich nicht davor, den Mediziner zu wechseln. Es gibt Psychiater, die Ihnen zuhören werden. Sie sollten selbst Ihre Behandlung mitsteuern. Das Ziel sollte ein mündiger Patient sein. All dies funktioniert natürlich nicht in einer akuten Psychose, wenn der Patient Wahnvorstellungen hat.

Wichtig ist, dass Sie selbst als Patient in gewissem Maße zum »Experten« Ihrer eigenen Krankheit werden: In der Klinik gibt es Psychoedukation, bei der allgemein über die Krankheit aufgeklärt wird. Nutzen Sie Ihre Termine bei Ärzten und Therapeuten und stellen Sie Fragen. Nicht zuletzt können Sie sich auch mit entsprechenden Büchern über Schizophrenie informieren. Je mehr Sie selbst wissen, umso besser können Sie Ihre Behandlung mitgestalten.

Ich selbst habe über Jahre hinweg den Fehler gemacht, mein Leiden nicht eindrücklich genug zu beschreiben. Ich bin ein sehr leidensfähiger Mensch und habe meinen

Zustand so hingenommen, wie er war. Ich vermutete auch, wahrscheinlich geht es nicht besser. Ich dachte, dass dies mit meiner Erkrankung dann wohl so war.

Also wurde ich über Jahre mit den einmal verordneten Medikamenten weiterbehandelt. Lediglich die Dosis wurde erhöht. Irgendwann traten dann sehr unangenehme Nebenwirkungen auf. Ich wurde inkontinent und konnte den Stuhl nicht mehr halten. Erst nach meinem letzten, sehr heftigen psychotischen Schub wurde eine neue Medikation ausprobiert, mit der es mir deutlich besser ging. Ich war an einen neuen Arzt geraten, der mir sehr empfohlen worden war.

Zunächst schleppte ich mich jedoch noch mit der alten Medikation weiter durch die Negativsymptomatik. Es folgte noch ein kurzer Klinikaufenthalt und ein paar Wochen in einer Tagesklinik. In der Klinik ging es mir schnell wieder besser. Die Belastung und der Druck waren von mir abgefallen. Ich hatte mittlerweile eine neue Arbeitsstelle als Rechtsanwalt in der Konzernrechtsabteilung einer Versicherung aufgenommen. Thematisch lag mir diese Arbeit mehr, da sie wieder rein juristisch war und ich mit der vorherigen Steuerthematik nie richtig warm geworden war. Auch mit den Kollegen verstand ich mich sehr gut. Dennoch fehlte mir der Antrieb, und ich war selbst in meiner Freizeit sehr passiv und lethargisch.

B. Die Situation für die Angehörigen

Auch für meine damalige Frau war die Erkrankung eine starke Belastung. Als sie von der Ärztin zum ersten Mal die Diagnose »Paranoide Schizophrenie« hörte, war dies ein Schock für sie. Es traf sie völlig unvermittelt. Es überstieg an Dramatik alles, was sie erwartet hatte. Sie wusste, dass mit mir etwas nicht in Ordnung war, aber Schizophrenie war ein Begriff, der bei ihr nur negative, beängstigende Assoziationen auslöste. Sie hatte tausend Fragen, fand aber zunächst nur unzureichende Antworten. Die Diagnose schien ihr den Boden unter den Füßen wegzureißen. Wir waren verliebt und wollten uns eine Zukunft aufbauen. Nun war all das infrage gestellt. Nach dem ersten Schock entschied sie, dass sie versuchen würde, der Krankheit zu trotzen, und mir helfen würde, sie zu überwinden.

Unser Leben drehte sich von nun an zu einem großen Teil um die Krankheit und ihre Folgen. Hatten wir zunächst noch die Hoffnung gehabt, dass es nur bei dieser einmaligen Psychose bleiben würde und das Leben nach dem Abklingen der postpsychotischen Depression wieder in geregelten Bahnen laufen würde, mussten wir feststellen, dass sich stattdessen eine immer stärker werdende Negativsymptomatik bei mir verfestigte. Wenn ich in Lethargie versunken und in schweren Zweifeln und Ängsten von einem Tal ins nächste stürzte, versuchte meine Frau, mich tapfer aufzufangen. Sie motivierte mich, kümmerte sich und orientierte sich an dem, was sie über die Krankheit und mögliche Gegenmaßnahmen gelernt hatte. Über Jahre war sie die einzige Stütze für mich.

Es ist sehr schwierig, mit einem Menschen zusammenzuleben, der Ihnen bei jeder Gelegenheit sagt, dass er nicht kann. Egal, ob es um einfache Tätigkeiten im Haushalt ging oder um gemeinsame Aktivitäten. Sie wissen, dass Aktivierung der einzige Weg zu einer Verbesserung wäre, aber genau das verweigert der Erkrankte. Immer und immer wieder erleben Sie die Enttäuschung und müssen von vorne anfangen. Sie mögen als Angehöriger noch so verständnisvoll sein, Ihre Geduld wird früher oder später an ihre Grenzen stoßen. Nach außen hin wirkt es auf den Angehörigen oft so, als sei der Erkrankte einfach nur faul. Sie werden ihm sagen, dass er sich endlich zusammenreißen müsse oder dass er nur wollen müsse.

Trotz der Krankheit entschieden wir uns zu heiraten, und wir wollten ein Kind. Es war ein großes Glück, als unser Sohn geboren wurde, und er war es auch, der für die wenigen glücklichen Momente in dieser Zeit bei mir sorgte. Allerdings konnte ich mit meiner Erkrankung kaum etwas zur Versorgung und Betreuung des Säuglings und später des Kleinkindes beitragen. Der ganze Druck lastete weiterhin auf meiner Frau.

Hinzu kam, dass sie schon 15 Monate nach der Geburt wieder anfing, voll zu arbeiten. Bis zum Kindergarten übernahm meine Schwiegermutter die Rolle der Kinderfrau. Diese Unterstützung konnte jedoch nur die Zeit abfangen, während der meine Frau arbeitete. Die übrige Zeit war sie mit der Betreuung unseres Sohnes so gut wie allein. Ich konnte keine Hilfe sein, sondern brauchte eher noch zusätzliche Aufmerksamkeit. Ohnmächtig stand meine Frau vor der Krankheit. Sie weinte oft und verzweifelte immer mehr. Zu der Verzweiflung kam auch Wut. Diese richtete sich immer häufiger auch gegen mich. Meine Frau machte mir Vorwürfe. Ich konnte an meiner Situation und an meinem Unvermögen jedoch nichts ändern. Immer wieder konnte ich nur mit »Ich kann nicht« antworten.

Als Angehöriger wird es Ihnen nach so langer Belastung und Frustration immer schwerer fallen, Verständnis für diese Teilnahmslosigkeit und Lethargie aufzubringen. Sie werden das Nichtkönnen immer mehr als ein Nichtwollen empfinden. Sie werden sich wünschen, dass sich der Partner einfach endlich zusammenreißt: Er müsse doch nur wollen!

So verschlechterte sich das Verhältnis zwischen meiner Frau und mir immer mehr. Unsere Beziehung wurde für uns beide zur Belastung. Es war ein Teufelskreis: Je wütender meine Frau wurde und je mehr Vorwürfe sie mir machte, umso weniger konnte ich überhaupt noch reagieren. Dies führte bei meiner Frau zu neuer Frustration und Trauer. Auf Enttäuschung folgten Verzweiflung, Trauer und Tränen. Irgendwann führten diese Stimmungen wieder zu Wut. Dieser unsägliche Kreislauf aber ließ mich wieder nur noch weiter abrutschen. Eine sehr ungesunde Eigendynamik, an der wir schließlich nichts mehr ändern konnten.

Letztlich ist unsere Ehe daran gescheitert. Es kam der Punkt, an dem meine Frau die Belastung nicht mehr tragen konnte – oder sie wäre selbst krank geworden. Ich will hier nicht vorgreifen, denn meine Frau sollte den Weg noch einige Zeit mit mir weitergehen; aber im Grunde war die Trennung der richtige Schritt für uns beide und hätte vermutlich schon viel früher erfolgen sollen. Unsere Beziehung tat uns beiden nicht gut. Meine Frau stand ständig davor zu verzweifeln, weil ihr Zureden oder gegen Ende auch immer häufiger ihr wütendes Schimpfen bei mir zu keiner Reaktion oder Veränderung führte.

Erschwerend kam hinzu, dass ich über die Jahre durch die Medikamente über sechzig Kilo zugenommen hatte. Mein Gewicht und mein Essverhalten waren ein ständiges Thema zwischen meiner Frau und mir. Ich unternahm etliche Versuche abzunehmen und scheiterte doch immer wieder nach kurzer Zeit.

Auch hier fehlte meiner Frau irgendwann die Bereitschaft, Verständnis aufzubringen. Es blieb letztlich nur die Tatsache, dass ich permanent viel zu viel aß. Die Ursache lag für sie in meiner Willensschwäche. Mochten die Medikamente auch für ständiges Hungergefühl sorgen, ich hätte ja dagegen ankämpfen können. Dies schaffte ich jedoch aufgrund meiner allgemeinen Verfassung immer nur sehr kurz. Und so gab es sehr viele »Baustellen« in meinem Verhalten, die sich selbst über Jahre nicht verbessern ließen.

Letztlich war die Trennung auch für mich eine Entlastung, weil ich nicht mehr den Erwartungsdruck hatte, als Partner und Vater zu funktionieren. So schmerzlich die Trennung für mich war, weil ich dachte, jetzt verlässt mich auch der letzte Mensch, der mich doch immer begleitet hat, und nimmt mir auch noch mein Kind. Langfristig hat es mir aber geholfen, einen Weg aus der Krankheit zu finden.

Meine Ex-Frau und ich haben heute ein sehr gutes freundschaftliches Verhältnis, und wir übernehmen gemeinsam in guter Abstimmung die Erziehung unseres Sohnes.

Einmal mehr steht die Trennung in meinem Fall wieder im Gegensatz zu dem, was Ärzte und Therapeuten als für die gesundheitliche Stabilität zuträglich erachten. Gemeinhin sollte ein stabiles familiäres Umfeld für den Patienten aufrechterhalten werden. Doch auch in diesem Punkt wussten die Ärzte nicht, wie krank und ungesund unsere Beziehung mit der Zeit geworden war. Weder meine Frau noch ich waren in der Lage, das volle Ausmaß der Probleme offenzulegen. Vielleicht hätten die Mediziner uns dann auch zu einer Trennung geraten.

Ich möchte hier auf keinen Fall so verstanden werden, dass jeder an Schizophrenie Erkrankte sich unbedingt von seinem Partner oder seiner Partnerin trennen sollte. Das wäre auch völliger Unsinn. Zunächst weiß ja keiner nach einer ersten Psychose, wie sich die Krankheit weiterentwickeln wird. Vielleicht bleibt es bei diesem einen Schub und Sie können nach einer gewissen Zeit der Erholung Ihr Leben mehr oder weniger – natürlich mit einer gewissen Vorsicht – so weiterführen wie vor der Erkrankung. Vielleicht tritt nach einiger Zeit ein weiterer psychotischer Schub auf und irgendwann danach noch einer. In der Zeit dazwischen, was durchaus mehrere Jahre sein können, geht es Ihnen aber gut. Dann kann eine beständige und vertrauensvolle Partnerschaft sehr wohl stabilisierend wirken und dabei helfen, weitere Psychosen zu vermeiden.

Es ist wichtig, dass der Partner von Anfang an über die Erkrankung und Ihren konkreten Fall informiert ist. Er kann am ehesten Veränderungen feststellen und vielleicht Frühsymptome erkennen. Er kann Ihnen Feedback geben und vielleicht mit Ihnen zusammen Maßnahmen einleiten, um eine Psychose zu verhindern. Sie können dann mit Ihrem Psychiater besprechen, ob es vielleicht reicht, die Dosis der Medikamente zu erhöhen oder ob Sie sich möglichst schnell in eine Klinik begeben sollten.

Wenn sich nach der Psychose, so wie bei mir, jedoch eine hartnäckige Negativsymptomatik einstellt, dann wird das mit Sicherheit eine schwere Belastung für beide Partner werden. Wie gut ein Paar mit dieser Belastung umgehen kann, wird sich mit der Zeit zeigen. Meine Ex-Frau und ich sind dadurch in eine für uns beide sehr ungesunde Beziehungsstruktur hineingeraten. Diese haben wir über Jahre fortgesetzt und damit eigentlich alles verschlimmert.

Nicht unerwähnt bleiben sollte in diesem Zusammenhang das Verhältnis zu meinen Eltern. Eltern wünschen sich für ihre Kinder, dass sie erfolgreich sind. Nicht zuletzt waren sie es, die mir immer wieder empfahlen, dass ich bei der Arbeit nicht aufgeben solle. So entstand zusätzlicher Druck. Hinzu kommen die stillen Erwartungen der Eltern, die den Patienten belasten. Man möchte deren Hoffnungen nicht enttäuschen! Letztlich aber dachten sie, dass der von Ärzten und Therapeuten vorgegebene Weg wohl der richtige sei.

Erschwerend stellt sich für die Eltern darüber hinaus die Frage nach dem »Warum«. Insbesondere fragen sie sich, ob sie vielleicht Fehler in ihrer Erziehung gemacht haben; es stellt sich für sie die Schuldfrage. Mit ursächlich hierfür sind Theorien zur Schizophrenie, die in den 60er und 70er Jahren aufgestellt wurden und die sich teilweise bis heute halten. Zu dieser Zeit wollte man von genetischen Ursachen gar nichts wissen. Es wurde ausschließlich auf psychosoziale Erklärungsmodelle abgestellt. Dies lag auch im allgemeinen Trend der Zeit. Es gab verschiedenste Theorien dazu, welche Erziehungsfehler zu einer Schizophrenie beim Kind führen würden.

Heute weiß man, dass diese Theorien nicht zutreffend sind. Wie einleitend beschrieben, gibt es genetisch bedingte Dispositionen und vermutlich organische Entwicklungsstörungen in der frühen Kindheit, die zu einer Anfälligkeit oder Vulnerabilität für Schizophrenie führen. Für den Ausbruch der Krankheit spielen dann bestimmte Trigger eine Rolle. Dies können, wie bereits erwähnt, auch andauernder Stress oder emotional belastende Ereignisse sein.

Natürlich kann eine Kindheit in völlig zerrütteten Verhältnissen dazu führen, dass ein Kind schlechter mit belastenden Situationen umgehen kann, es also früher und in erhöhtem Ausmaß Stress empfindet. Ohne eine Disposition zur Schizophrenie wird jedoch diese Erkrankung auch bei solchen Menschen höchstwahrscheinlich nicht auftreten. Sie werden dann eher andere psychische Erkrankungen entwickeln. Umgekehrt schützt selbst ein weitgehend gesundes Heranwachsen nicht vor einer späteren Schizophrenie. Das Maß an Belastung und Stress, das die Krankheit auslöst, kann dann nur höher sein.

Nach etwa anderthalb Jahren bei der Versicherung war ich mit meinen Kräften endgültig am Ende. Ich teilte meinem Chef mit, dass ich psychisch schwer krank sei und nicht weiterarbeiten könne. Alle Mitarbeiter in meiner Abteilung waren sehr überrascht und hatten das nicht erwartet: So gut war ich mittlerweile darin geworden, meine Probleme zu verbergen. Ich ging erneut in eine Klinik, und dort reifte dann der Entschluss in mir, dauerhaft aus dem Berufsleben als Rechtsanwalt auszuscheiden.

Wieder rieten mir alle Ärzte und Therapeuten, dass ich auf keinen Fall meine Arbeitsstelle aufgeben solle, da diese wichtig für meine Gesundheit sei. Sie bestätigten mir, dass es bewundernswert sei, dass jemand mit meiner Erkrankung als Justiziar arbeite. Ich solle einen Schwerbehindertenausweis beantragen. Ich hätte gute Chancen, mit meiner Krankheit einen Behinderungsgrad von 50 % oder mehr zu bekommen. Dann wäre es auch schwieriger, mir zu kündigen.

In diesem Punkt folgte ich den Ärzten und Therapeuten nicht. Nach einigen Wochen wurde ich schließlich aus der Klinik entlassen, war aber weiterhin dauerhaft krankgeschrieben. Ich teilte meiner Frau meine Entscheidung mit, dass ich beim Versorgungswerk für Rechtsanwälte einen Renteantrag stellen würde. Sie überlegte, was dies finanziell für uns bedeuten würde, kam dann aber zu dem Schluss, dass ein Rentenantrag die richtige Entscheidung sei.

Ein solcher Schritt ist im Alter von 37 Jahren auf keinen Fall leicht. Nach meiner ersten Psychose war meine größte Sorge gewesen, ob ich mit meiner Lücke im Lebenslauf überhaupt eine vernünftige Anstellung finden würde. Ich hatte Angst, dass meine berufliche Karriere zu Ende sein könnte, bevor sie überhaupt angefangen hatte. Auch in den folgenden Jahren hatte ich verbissen an dem Beruf Rechtsanwalt festgehalten.

Neben dem finanziellen Aspekt bringt ein solcher Beruf in der Gesellschaft immerhin ein gewisses Ansehen und einen Status mit sich. Alle meine Freunde hatten mehr oder weniger hoch angesehene Berufe. Sich aus diesem Karrierepfad zu verabschieden, den alle – einschließlich einem selbst – schon seit der Jugend als selbstverständlich angesehen hatten, war ein mühsamer Prozess. Jedoch war mein Leidensdruck mittlerweile so groß, dass ich den Beruf nur noch als Last empfand. Ich war bereit, ihn aufzugeben.

Nun kam mir bei dieser Entscheidung eins zugute: Ich war nie ein Mensch, der gesteigerten Wert auf Status oder Statussymbole gelegt hatte. Darüber hinaus hatte ich seit der Schulzeit einen sehr guten und sehr stabilen Freundeskreis. Diese nahmen mich so, wie ich war. Auch wenn ich bei unseren Treffen oft über Monate hinweg nur teilnahmslos in der Ecke saß. Ich gehörte dazu. Auch den meisten meiner Freunde war ein Standes- oder Statusdenken eher fremd. Ich wusste, dass sie mich nicht anders behandeln würden, wenn ich kein Rechtsanwalt mehr war, sondern Rentner. Sie würden deshalb nicht weniger von mir halten oder weniger Wert auf das legen, was ich sagte.

Dabei darf man die Verrentung nicht als endgültiges Ausscheiden aus dem Berufsleben verstehen. Ich gehe heute wieder einer Arbeit nach, allerdings in einem völlig anderen Bereich als vorher. Die unbefristete Pause durch die Rente nimmt den Druck von dem Patienten, in absehbarer Zeit wieder funktionieren zu müssen. Dafür reicht es nicht, ihn drei oder vier Monate krankzuschreiben. Die Rente bietet einen längeren Horizont für den Patienten, sich zu erholen. Er kann sich dann neu orientieren und sich eine neue Tätigkeit suchen, die zu ihm als Mensch mit oder nach der Erkrankung passt. Dabei ist auch ein stufenweiser Wiedereinstieg möglich.

Ein Problem blieben meine Eltern. Ihnen von meinem Rentenantrag zu erzählen, war schwer. Ich habe schon oben von den Erwartungen gesprochen, die Eltern insgeheim oder auch offen in ihre Kinder setzen. Sich damit abzufinden, dass ihr Sohn nun endgültig Rentner werden würde, fiel ihnen sehr schwer. Letztlich trug ich das alles aber mit einer solchen Vehemenz vor, dass sie nicht widersprachen.

Ich suchte mir nach diesem Entschluss einen neuen Psychiater. Anders als meine bisherigen Ärzte arbeitete dieser nicht in der Ambulanz der Klinik, sondern als niedergelassener Arzt. Ein Problem bei der Ambulanz der Klinik war, dass die Ärzte, die mich betreuten, sehr oft wechselten. Auch nahmen sich die jungen Ärzte kaum Zeit, meinen Zustand tiefer zu ergründen. Sie sahen nur auf dem Papier, dass der Patient als Rechtsanwalt arbeitete und in einer festen Partnerschaft lebte. Diese Situation hielten sie, alleine nach diesen Punkten beurteilt, für optimal. Viel mehr ging aus der Akte nicht hervor. Wenn ich einen vorsichtigen Anlauf nahm, über mein wahres Befinden zu sprechen, wurde dies schnell abgetan. Ich funktionierte ja. Als einzige Maßnahme wurde das Antidepressivum gewechselt. Aber auch die neuen Antidepressiva führten zu keiner Verbesserung.

Als ich endlich einen Termin bei meinem neuen Psychiater hatte, begleitete mich meine Frau. Ihm schilderten wir in aller Deutlichkeit die Dramatik der Situation. Der Arzt nahm sich Zeit und hörte in Ruhe zu. Auch er kam zu dem Schluss, dass ich mit der Arbeit heillos überfordert war, und sagte zu, meinen Rentenantrag zu unterstützen. Er wollte dann auch bei nächster Gelegenheit ein anderes Neuroleptikum ausprobieren. Leider bekam ich erst einige Wochen später einen neuen Termin.

Die Rente wurde dann nach einigen Monaten relativ problemlos bewilligt. Dies war bei meiner bisherigen Krankenakte auch kein Wunder. Ich wurde trotzdem noch zu einem Gutachter bestellt, allerdings vor allem deshalb, weil das Versorgungswerk klären lassen wollte, ob ich nicht schon vor meiner Zulassung als Rechtsanwalt berufsunfähig war. Dagegen sprach allerdings nach Ansicht des begutachtenden Psychiaters, dass ich anschließend über fünf Jahre in dem Beruf gearbeitet und recht ordentliche Arbeitszeugnisse bekommen hatte. Meinen gegenwärtigen Gesundheitszustand schätzte er als chronifizierte Schizophrenie ein und sah die Aussichten auf Besserung bei unter 10 %.

Ich bin mir bewusst, dass ich bei dem Schritt in die Rente durchaus in einer privilegierten Situation war. Als Rechtsanwalt erhielt ich meine Rente nicht aus der gesetzlichen Rentenversicherung, sondern aus dem Versorgungswerk der Rechtsanwälte. Die Berufsunfähigkeitsleistungen sind deutlich höher als das, was man als Erwerbsminderungsrente von der gesetzlichen Rentenversicherung erhält. Außerdem hatte ich dazu noch während meiner Berufstätigkeit relativ gut verdient.

Dazu kommt, dass die Schizophrenie meistens ja im jungen Erwachsenenalter auftritt, wenn normalerweise der Berufseinstieg erfolgt. Die Erwerbsbiografien der meisten Erkrankten sind daher in der Regel nicht sehr erfolgreich. In aller Regel ist der Schritt in die Rente dann auch gleichbedeutend mit einem Leben von der Grundsicherung, die in etwa dem Hartz-IV-Satz entspricht. Insoweit ist die Verrentung dann mit einem deutlichen finanziellen Abstieg verbunden. Das ist selbstverständlich eine Belastung. Dennoch glaube ich, dass die Verrentung unter gewissen Umständen – wie bei einer chronifizierten Negativsymptomatik – der richtige Weg sein kann.

D. Verschlechterung der Negativsymptomatik durch ein emotional belastendes Ereignis

Kurz nach Weihnachten kam es dann zur Trennung zwischen mir und meiner Frau. Meine Frau war bei der Arbeit, und ich weiterhin krankgeschrieben zu Hause. Unser Sohn war im Kindergarten. Meine Frau und ich hatten vereinbart, dass ich unseren Sohn nachmittags vom Kindergarten abholen solle. Dieser war nur fünf Minuten Fußweg entfernt. Mir ging es jedoch schon seit Tagen sehr schlecht. Ich fühlte mich an diesem Tag nicht in der Lage, aufzustehen und mich anzuziehen. Ich war alleine zu Hause, lag im Bett und die Zeit verstrich. Eigentlich hätte ich schon längst aufstehen und mich anziehen müssen! Mein Telefon klingelte. Es war meine Frau, aber ich wollte den Anruf nicht annehmen. Ich verkroch mich unter der Decke. Wieder und wieder klingelte das Telefon. Ich spürte eine ungemeine Last! Es schien mir unmöglich, auch nur das Bett zu verlassen. Ich fühlte mich wie ein Versager, aber konnte trotzdem nichts ändern. Hilflos und voller Vorwürfe an mich selbst kauerte ich mich zusammen.

Irgendwann kam meine Frau nach Hause. Sie hatte unseren Sohn mit dabei. Als sie mich telefonisch nicht erreichen konnte, hatte sie bei der Arbeit alles stehen und liegen lassen und war in großer Sorge zum Kindergarten gefahren. Es war schon weit nach Schließung des Kindergartens, als sie dort ankam. Mein Sohn stand dort verlassen als einziges Kind.

Dies war dann der Moment, der das Fass zum Überlaufen brachte. Meiner Frau wurde klar, dass sie sich selbst bei wichtigen Absprachen, die unseren Sohn betrafen, nicht auf mich verlassen konnte. Sie sagte mir klar und deutlich, dass sie die Belastung durch mich und meine Erkrankung nicht länger ertragen wolle und könne. Sie verfrachtete mich ins Auto und fuhr mich zu meinen Eltern. Dort lud sie mich ab und teilte meinen Eltern mit, dass sie mit ihren

Kräften am Ende sei. Sie sollten sich nunmehr um mich kümmern. Ich solle eine langfristige Kur oder etwas Ähnliches machen. Wenn es mir wieder besser ginge, dürfe ich gerne zurückkehren.

Für mich war dieser ganze Vorgang sehr dramatisch. Ich war verzweifelt und flehte, dass ich in unserem gemeinsamen Haus bleiben dürfe. Dennoch ließ ich alles über mich ergehen. Ich hatte keine Kraft, mich dem Umzug zu meinen Eltern zu widersetzen. Gleichzeitig hatte ich das Gefühl, auf dramatische Art und Weise von meinem Sohn Abschied nehmen zu müssen.

Bei meinen Eltern fiel ich in ein tiefes emotionales Loch. Mein Zustand verschlechterte sich noch weiter. Hinzu kamen die mittlerweile sehr massiven Nebenwirkungen: Ich litt an Inkontinenz und konnte den Stuhl nicht mehr halten. Eigentlich konnte ich das Haus nicht mehr für längere Zeit verlassen.

VI. Das abrupte Absetzen der Medikamente und die Reboundpsychose

Auch meine Eltern waren verzweifelt. Sie begannen – wie ich – die Schuld für meinen Zustand bei den Medikamenten zu suchen. Meine extreme Lethargie schrieben wir nun eher den Medikamenten als der eigentlichen Erkrankung zu; war sie doch eher schlimmer geworden in der Zeit, in der ich die Medikamente nahm. Also beschlossen wir, dass ich diese einfach nicht weiter nehmen würde. Schließlich hatte ich schon seit Jahren keine Wahnvorstellungen oder Halluzinationen mehr gehabt. Ich setzte die Medikamente also vollständig und ohne Rücksprache mit einem Arzt ab. Ich war immer davor gewarnt worden, dies zu tun, da ein sehr großes Risiko einer Reboundpsychose besteht. Und tatsächlich ließ der Ausbruch einer neuen Psychose nicht lange auf sich warten!

In den nächsten Tagen passierte zunächst nicht viel, weil der Spiegel des Neuroleptikums im Blut nur langsam abgebaut wird. Nach zwei, drei Wochen wurde ich dann tatsächlich munterer. Ich begann mit intensivem Walking, um endlich mein Gewicht zu reduzieren. Auch hatte ich ein für mich untypisches Mitteilungsbedürfnis. Im Prinzip war dies jedoch kein Zeichen der Besserung, sondern im Gegenteil! Es waren Vorboten der Psychose. Die beginnende Positivsymptomatik überlagerte die Negativsymptomatik immer mehr.

Ich wurde innerlich immer unruhiger und schlief nur noch wenig. Immer häufiger traten Beziehungsideen auf. Langsam rutschte ich in den Wahn ab. Es fiel mir immer schwerer, mich zu konzentrieren. Ich verlor meinen Orientierungssinn und verfuhr mich mit dem Auto sogar auf Strecken, die ich schon hundertmal gefahren war. Ich wusste dann nicht mehr, wo ich war, obwohl ich meine Heimatstadt nicht verlassen hatte. Auch meine zeitliche Orientierung wurde immer schlechter. Ich konnte nicht mehr sagen, welcher Wochentag war oder auch nur noch grob die Uhrzeit schätzen. Ständig vergaß ich, was ich eigentlich zu tun vorhatte. Dennoch fühlte ich mich beflügelt, gar euphorisch.

In dieser Zeit war ich fast unaufhörlich unterwegs. Ich begann überall Zeichen zu sehen, die mir etwas sagen wollten. Zunächst kamen Fantasien zu Geheimdiensten in mir auf. Wenn ich Menschen auf der Straße sah, dachte ich, es wären Agenten der Geheimdienste verschiedener Länder. Ich dachte, ich würde von der einen Seite an die andere übergeben. Die Agenten des tschechischen Geheimdienstes zogen sich zurück, und in Autos oder Personen auf der Straße meinte ich Mitarbeiter des französischen Geheimdienstes zu erkennen. Denen folgte ich dann in eine Richtung.

Als meine Mutter mit meiner Schwester bei einer Familienfeier war, blieb ich mit meinem Vater allein zurück. Ihm misstraute ich mittlerweile auch. Ich erinnere mich, dass es zu einem heftigen Disput zwischen uns kam. Ich meinte zu wissen, dass er mich denunziert hatte, und wollte ihn provozieren, bis er sich verriet. In diesem Gespräch sagte mein Vater Sätze, von denen ich heute weiß, dass er sie unmöglich gesagt haben kann. Ich kann mich an diese Sequenzen aber genau erinnern und sehe ihn, wie er sie ausspricht.

Nach dem Streit verließ ich das Haus und irrte weiter durch die Gegend. Die Agentengeschichte, der ich nachhing, wurde immer mystischer. Mittlerweile wiesen mir auch Katzen den Weg, während ich die Richtung von Hunden mied. Vögel waren Boten, die mir eine Mitteilung machten. Nach Stunden kehrte ich zu meinem Elternhaus zurück. Meine Mutter, die inzwischen von der Feier zurückgekehrt war, und mein Vater erwarteten mich. Im Wohnzimmer saßen zwei Polizisten. Meine Eltern hatten sich Sorgen gemacht, da ich nicht zu erreichen und aufzufinden war. Die Polizisten sollten mich in eine psychiatrische Klinik bringen. Aus irgendeinem Grund willigte ich ein. Ich dachte wohl, dies sei ein Wink der Vorsehung. Allerdings bestand ich darauf, dass man mich auf eine offene Station bringen würde. Dies sicherten mir die Polizisten zu.

In der Klinik angekommen, wurde ich von einem Arzt in Empfang genommen. Ich sprach ziemlich klar mit ihm und gab ihm Auskunft über meine Krankheitsgeschichte.

Von meinen aktuellen Fantasien berichtete ich ihm nicht. Da es schon spät war, brachte man mich zu meinem Zimmer, in dem ich erst einmal schlafen sollte. Mein Zimmergenosse lag im Bett, war allerdings noch wach und in sein Handy vertieft. Als wir allein waren, redete er mit mir. Ich weiß nur, dass das, was er sagte, auf mich sehr seltsam wirkte. Das mag auch so gewesen sein, schließlich befand ich mich in einer Psychiatrie. Ich sah einen Vogel am Fenster, das zu meiner Überraschung vergittert war. Ich glaubte, der Vogel wollte mich vor meinem Zimmergenossen warnen. Auf jeden Fall entschied ich, dass ich hier nicht schlafen würde, um der Person nicht schutzlos ausgeliefert zu sein.

Ich verließ das Zimmer und wollte auch die Station verlassen, als ich feststellte, dass die Tür verschlossen war. Sofort ging ich zu dem Dienstzimmer und stellte den Pfleger zur Rede. Ich wollte wissen, ob dies eine geschlossene Station wäre, und dass ich ausdrücklich verlangt hätte, auf eine offene Station zu kommen. Der Pfleger bestätigte mir, dass diese Station zurzeit geschlossen sei und dass sonst kein Platz in der Klinik frei wäre. Daraufhin verlangte ich, sofort entlassen zu werden. Der Arzt, der hinzugekommen war, bat mich, so lange zu warten, bis ein Oberarzt käme, er könne die Entlassung nicht in die Wege leiten.

Ich wartete auf dem Flur, und es dauerte einige Zeit, bis der Oberarzt kam. Ich unterhielt mich ein wenig mit ihm, und er stellte mir Fragen zu meiner Erkrankung. Ich antwortete sehr vernünftig und gefasst, bis er schließlich meinte, er könne mich gegen meinen Willen nicht in der

Klinik festhalten. Also nahm ich meinen kleinen Beutel, den ich bei meinen Eltern mit dem Nötigsten gepackt hatte, und verließ die Klinik.

Ich lief stundenlang die Straße entlang, folgte den Autos des Geheimdienstes und sah mich auf dem richtigen Weg. Mittlerweile war ich in der nächsten Stadt angekommen. Die Sonne war schon aufgegangen. Ich dachte, es wäre besser, wenn ich keine Dinge bei mir hätte, an denen man meine Identität feststellen könne. Daher steckte ich mein Tablet und mein Telefon in einen Mülleimer und verbarg mein Portemonnaie mit Ausweis und Führerschein unter einem Stein.

Etwas abseits vom Weg entdeckte ich ein einzelnes Haus. Es grenzte direkt an ein Wäldchen. Im Vorgarten war Lavendel gepflanzt, was ich als Zeichen nahm, dass ich dort hingehen solle. Ich ging den Feldweg zum Haus und lief einmal über den Hof, auf dem sich eine Garage befand. Dann ging ich wieder nach vorne. Ich sah neben der Eingangstür durch ein Fenster eine Frau, die in der Küche Kaffee aufsetzte. Ich blieb im Garten, zog Schuhe und Strümpfe aus und lief durch das vom Tau feuchte Gras. Die Frau sah mich auch. Kurz darauf öffnete der Mann die Tür und rief zu mir, was ich da zu suchen hätte. Er wirkte aggressiv und sprach mit drohender Stimme.

Mit Feindseligkeit hatte ich aus dem Haus, das mich so angezogen hatte, nicht gerechnet. Ich ließ Schuhe und Socken auf dem Rasen liegen und ging zurück auf den Weg. Neben dem Weg war ein schmaler Graben und daran grenzte eine Bewaldung. Ich sprang über den Graben und verschwand im Gebüsch. Nicht weit hinter der Bepflanzung befand sich ein weiteres Grundstück. Dort stand ein kleiner Schrein, in dem eine Kerze brannte. Ich hockte mich neben den Schrein und hatte das Gefühl, dass ich hier geschützt sei und vor Blicken verborgen.

Das Unterholz bis zum Weg war jedoch nicht sehr dicht, und ich konnte sehen, wie der Mann aus dem Haus jetzt auf dem Rasen stand. Kurz darauf kam eine Motorradstreife den Weg zum Haus hochgefahren. Ein Polizist hielt bei dem Mann, und die beiden begannen zu sprechen. Der Mann zeigte in meine Richtung. Beide kamen jetzt auf den Weg und waren nur wenige Meter von mir entfernt. Der Mann sah jetzt in meine Richtung und sagte dann: »Da ist er ja!« Der Polizist forderte mich auf, aus dem Gebüsch herauszukommen.

Zu meiner Überraschung konnten sie mich doch sehen! Ich stand auf und ging langsam zurück zum Weg. Als ich über den Graben gesprungen war, fragte mich der Polizist, was ich hier mache. Ich antwortete ihm, dass ich das Gefühl gehabt hätte, als gehöre ich hierhin. Als mich der Polizist fragte, wie ich das meine, antwortete ich, dass es nur ein Gefühl gewesen sei. Der Polizist wollte meine Personalien aufnehmen. Beide Männer wirkten erleichtert, dass ich wohl offensichtlich nicht aggressiv war, schienen aber etwas verwirrt. Ich sagte dem Polizisten, dass ich nicht wisse, wie ich heiße. Ich war mir meiner Identität wirklich nicht mehr sicher, und dachte, dass mir der Geheimdienst eine Tarnidentität besorgen würde. Der Polizist zeigte auf den Beutel und fragte mich, ob das meine Sachen seien. Ich bejahte dies. Er schaute hinein, fand jedoch nichts außer Unterwäsche und einem Kulturbeutel. Alles, was einen Hinweis auf meine Identität hätte geben können, hatte ich ja entsorgt.

Da der Polizist nicht weiterwusste, machten wir einen Alkoholtest, der natürlich negativ ausfiel. Er fragte mich, ob ich einen Unfall gehabt hätte. Ich verneinte. Also rief der Polizist einen Krankenwagen. Wenn ich einverstanden wäre, würde mich dieser in ein Krankenhaus fahren. Ich willigte ein. Es dauerte eine Weile, bis der Krankenwagen kam. Ich war sehr ruhig und gelassen. Vielleicht war dies Teil der Bestimmung. Als der Rettungswagen kam, übergab mich der Polizist dem Sanitäter, und ich setzte mich ruhig hinten auf den Stuhl und schnallte mich an.

Im Krankenhaus bestätigte ich dem Arzt wieder, dass ich nicht wisse, wie ich heiße, und dieser brachte mich in ein Untersuchungszimmer. Er sagte, man werde erst mal ein MRT vom Kopf machen, um zu sehen, ob ich Verletzungen hätte. Nach den Untersuchungen, bei denen ich bereitwillig mitmachte, brachte man mich auf ein Zimmer. Bis auf die Tatsache meines anscheinenden Gedächtnisverlustes wirkte ich klar und aufgeräumt. Auf dem Bett neben mir saß ein älterer Herr. Er begrüßte mich freundlich, und wir hielten etwas Small Talk.

Dann wollte ich runtergehen nach draußen vors Krankenhaus, auch um zu rauchen. Der Hinterausgang führte mich zu einem größeren Platz vor einer Cafeteria, wo Tische und Stühle standen. Ich setzte mich auf einen etwas erhöhten Begrenzungsstein am Rande des Platzes. Das Krankenhaus umgab ein schön angelegter Park. Ich schaute das mehrstöckige Gebäude hinauf und sah oben an den Fenstern Personen stehen, die sich von innen auf die Fensterbank gelehnt hatten und heruntersahen. In mir stieg der Gedanke auf, dass Götter von oben auf mich herabsähen. In meiner Vorstellung waren es Götter wie im antiken Griechenland. Sie saßen auf dem Olymp und lenkten mein Schicksal. Dabei waren sie uneinig, wohin sie mich führen sollten. Denn zurzeit irrte ich ja mehr durch die Gegend.

Nach einer Weile stand ich auf und ging durch den Park. Ich kam an einer Bronzestatue von einem Mönch in Kutte vorbei. Das alte Gesicht des Mönches wirkte auf mich diabolisch. Ich bekam Angst! Mich überkam das Gefühl, dass auch die Unterwelt ihre Fänge nach mir ausgebreitet hätte. Alle höheren Mächte schienen nach mir zu greifen. Ich ging weiter, verließ den Weg und schlug mich in ein Gebüsch. Ich wollte mich verbergen. Die Natur schien mich vor dem Überirdischen beschützen zu können. Die Wald- und Naturgeister wollten mich auch verbergen. Kobolde halfen mir, mich zu orientieren.

A. Das Unterbewusste wird bewusst

Rückblickend kommt mir diese letzte, sehr heftige Psychose, die noch einige Aufregung mit sich bringen sollte, wie ein einziger Traum vor. Diesen Eindruck berichten auch andere Menschen, die eine Psychose erlebt haben. Im

Prinzip steigen in einer Psychose Bilder und Eindrücke aus dem Unterbewusstsein auf. Diese Eindrücke kennt man sonst nur aus Träumen. Im Schlaf ist das Bewusstsein ausgeschaltet, und im Traum erleben wir Vorgänge im Unterbewusstsein. In einer Psychose treten diese unterbewussten Vorgänge ins Bewusstsein. Das Unterbewusste steht gleich präsent neben dem Bewussten. Wenn man so will, verschwimmen Traum und Realität. Sie sind für den Betroffenen nicht zu unterscheiden. Einerseits erlebt er seine Umwelt mit seinen Sinnesorganen real, auf der anderen Seite mischen sich Elemente aus dem Unterbewusstsein darunter. So entsteht eine neue Realität, die für Außenstehende wie ein Wahn erscheint.

Zurück zu meiner Geschichte: Ich bewegte mich derweil nur noch zwischen Büschen und Grünstreifen, lief gebückt und verließ langsam das Krankenhausgelände. Dabei kam ich an Wohnstraßen vorbei und erreichte eine mehrspurige Durchfahrtsstraße. Dort gab es keine Begrünung oder Pflanzen. Ich wollte so schnell wie möglich hinüberlaufen, denn auf der anderen Seite war wieder ein größerer Park. Also rannte ich los über die Straße. An der Stelle war keine Ampel, und die Autos fuhren schnell; einige mussten wegen mir abrupt abbremsen. Trotzdem erreichte ich unbeschadet die andere Straßenseite.

Dort in der Nebenstraße stand ein Polizeiwagen. Die Beamten hatten meinen Lauf beobachtet und hielten mich an. »Was machen Sie denn da?«, wollte der Beamte wissen. Ich antwortete nicht. »Wo kommen Sie denn her?«, wollte er weiter wissen. Jetzt gab ich bereitwillig Auskunft, dass ich zurzeit stationär in einem nahe gelegenen Krankenhaus behandelt würde. Wie das Krankenhaus hieß, konnte ich dem Polizisten nicht sagen, aber es sei gleich da drüben. Der Polizist begann sich zu wundern. Auf seine Frage nach meinen Personalien konnte ich ihm nicht antworten. Also beschlossen die Beamten, mich in das Krankenhaus zu fahren. Als wir dort ankamen, nahm der Arzt von meiner Station mich in Empfang. Die Polizisten hatten schon im Krankenhaus angerufen. Der Arzt sprach kurz mit den Beamten, und diese verabschiedeten sich mit den Worten, dass ich nicht wieder weglaufen solle.

Mittlerweile war es draußen dunkel, und während ich unterwegs war, hatte es angefangen zu regnen. Meine Kleidung war verschmutzt, und ich war vollkommen durchnässt. Die Krankenschwester fragte mich, ob ich andere Kleidung dabeihätte. In meinem Beutel war aber nur Unterwäsche. Also holte sie mir ein Nachthemd vom Krankenhaus. Ich sagte ihr, dass ich mich wieder daran erinnern könne, wie ich heiße. Sie holte das Formular für die Aufnahme im Krankenhaus, und ich trug meinen Namen und die Adresse meiner Eltern ein. Meine Eltern seien auch die Angehörigen, die sie verständigen könnten, dass ich hier sei. Ich ging duschen und zog das Nachthemd an. Es war hinten offen. So ging ich in den Essensraum der Station. Auf einem Tisch lagen Zeitschriften. Ich nahm eine mit vielen bunten Bildern von Prominenten, blätterte sie durch und betrachtete die Gesichter. Sie schienen sich zu bewegen. Manche schimmerten verklärt und engelsgleich, andere düster und dämonisch. Anscheinend konnte ich den wahren Charakter der Personen erkennen und sah, mit welcher Macht sie im Bunde standen. Beim Papst war ich überrascht.

Ich ging zurück in mein Zimmer. Der ältere Herr im Bett neben mir schlief schon. Ich legte mich auf mein Bett. Es war halbdunkel im Zimmer. Ich betrachtete den Mann in seinem Bett. Jetzt schien mir sein Gesicht ähnlich verändert wie bei den Personen in der Zeitung: Es hatte etwas Dämonisches. Seine Hände, die auf der Decke lagen, waren alt und die Nägel lang. Ich erkannte die Klauen eines Dämons. Ich war mir jetzt sicher, dass er nur darauf wartete, bis ich eingeschlafen sei. Mich überkam tiefe Furcht: Er würde mir meine Seele rauben!

Vorsichtig stand ich auf und schlich zur Tür, ging hinaus auf den Flur und war etwas ratlos. Dann ging ich schnellen Schrittes den Flur in eine Richtung entlang und landete in einer anderen Station. Dort öffnete ich die dritte oder vierte Zimmertür. Ich war auf die Entbindungsstation geraten. In dem Zimmer lag eine hochschwangere Frau. Neben dem Bett standen zwei Frauen in weißen Kitteln. Als ich in der Tür stand, schauten mich alle verwundert an. Ich blieb kurz verwirrt stehen. Keiner sagte etwas. Dann drehte ich mich um und ging den Flur weiter durch die Entbindungsstation. Eine der Ärztinnen kam hinter mir her zur Tür und fragte mich, wo ich denn hinwolle. Ich hatte ja immer noch mein Nachthemd an. Ich antwortete nicht, sondern ging schneller. Sie rief mir hinterher. Zwei Krankenschwestern wurden auf mich aufmerksam. Nun begann ich zu rennen. Ich lief durch die Stationstür in den Flur zwischen den Stationen mit den Aufzügen. Die beiden Schwestern laut rufend hinter mir her. So wurden auch zwei Pfleger alarmiert. Ich orientierte mich zum Treppenhaus und lief die Stufen hinunter. Hinter mir her waren jetzt schon einige Leute.

Als ich im Erdgeschoss angekommen war, öffnete sich vor mir der große Eingangsbereich. Ich rannte hindurch und wollte zum Ausgang, aber ein Pfleger stellte sich mir mit ausgestreckten Armen in den Weg. Ich blieb tatsächlich stehen. Jetzt kamen auch meine Verfolger bei mir an. Alle redeten beruhigend auf mich ein. »Setzen Sie sich erst mal,« und ich setzte mich tatsächlich auf einen der Schalensitze im Wartebereich. Ein Pfleger setzte sich neben mich und fragte, was denn los sei. »Der Teufel ist hinter mir her«, antwortete ich. Zwei Pfleger blieben bei mir und beruhigten mich. Dann kam der Krankenwagen. Man war sich sicher, dass man mich jetzt besser in ein Krankenhaus mit psychiatrischer Abteilung verlegen solle.

B. Die Zwangseinweisung

Ich hatte immer noch Angst, leistete aber keinen Widerstand. Das Klinikum, in dem wir ankamen, war ein hoher Betonbau. Wir fuhren in die sechste oder siebte Etage. Dort wurde renoviert. Einige Bereiche waren für Bauarbeiten abgesperrt. Ich war mir sicher, dass hier überhaupt kein echtes Krankenhaus war, sondern dass man mir das nur vorgab. Ich wurde in ein Ärztezimmer gebracht, das ziemlich neu aussah. An dem Schreibtisch saß eine junge Ärztin, hinter ihr war ein Regal mit Akten und Büchern. Außer der Ärztin und mir kamen noch weitere Personen ins Zimmer. Der Rettungssanitäter, der mich gefahren hatte, drei Pfleger und zwei Polizisten. Ich war mir sicher, dass dieses Zimmer nur schnell als Kulisse für mich eingerichtet worden war. Ich machte auch entsprechende Andeutungen. Die Ärztin sagte mir, dass es besser sei, wenn ich jetzt hierbliebe.

Das wollte ich auf keinen Fall! Ich entgegnete ihr, dass sie mich ohne richterliche Anordnung nicht gegen meinen Willen hier festhalten könnten und dass ich jetzt gehen würde. Da schaltete sich der Polizist ein: »Sie gehen heute nirgends mehr hin! Wir haben keine Lust, Sie noch mal irgendwo einzusammeln. Sie scheinen zurzeit eine hilflose Person zu sein. Ich kann anordnen, dass Sie zumindest 24 Stunden hierbleiben. Danach wird ein Richter mit Ihnen sprechen.« Jetzt bekam ich Angst. Ich sah vor mir, wie die Tür ins Schloss fiel und ich festsaß. »Ich werde jetzt gehen!«, sagte ich und stand auf. Allerdings standen zwischen mir und der Tür einige Personen. Ich ging auf sie zu und wollte mich zwischen den Polizisten hindurchdrängen.

Das Nächste, was ich weiß, ist, dass ich aufwachte. Meine Arme taten weh, weil sie in einer unnatürlichen Haltung waren. Ich versuchte, meine Position zu verändern, merkte aber, dass ich an den Hand- und Fußgelenken gefesselt war. Ich lag auf einer Liege und war fixiert! Die Liege stand auf einem Flur. Mir gegenüber war hinter einer großen Glasscheibe ein Raum. Offensichtlich das Zimmer des Pflegepersonals. Eine Person schlurfte über den Flur. Es war eine ältere Dame im Morgenmantel mit wirr zerzausten

Haaren. Sie blieb neben mir stehen und betrachtete mich. Sie sagte jedoch nichts. Nach einiger Zeit schlurfte sie in ihren Pantoffeln weiter. Mein Mund war trocken, und ich hatte großen Durst. Ich rüttelte nicht etwa an meinen Fesseln oder begann laut auf mich aufmerksam zu machen. Ich war mir bewusst, dass es wohl einen Grund gab, warum ich fixiert war. So viel hatte ich bei vorangegangenen Klinikaufenthalten gelernt. Ich wusste nur nicht, wie ich auf die Liege gekommen war.

In diesem Moment waren meine Wahnideen weit weg. Ich war ganz bei mir in der konkreten Situation. Als irgendwann ein Pfleger auf dem Flur vorbeikam, sah dieser, dass ich wach war. Er fragte mich, wie es mir ginge. Ich sagte ihm, dass meine Arme komisch verrenkt seien. Er antwortete, dass er die Fesseln nicht lösen dürfe. Dies könne nur der Oberarzt anordnen. Dieser wurde gegen 10 Uhr erwartet. Als wüsste er, was ich dachte, fragte er mich, ob ich Durst hätte. Ich bejahte. Der Pfleger füllte einen Plastikbecher am Spender und hielt ihn mir zum Trinken hin. Da es noch zwei Stunden bis 10 Uhr waren, versuchte ich, mich so gut es ging wieder hinzulegen. Auf dem Flur war mittlerweile reges Treiben. Die Patienten gingen zum Frühstück an mir vorbei. Einige wirkten überrascht, mich zu sehen. Wahrscheinlich sorgte mein Anblick, gefesselt im Nachthemd, auch für Gesprächsstoff.

Als der Oberarzt schließlich da war, kam bald darauf auch der Pfleger. Er meinte, er würde mir die Fesseln jetzt abnehmen, wenn ich ihm verspräche, kein Theater mehr zu machen. Ich nickte. Es tat gut, Arme und Beine wieder frei bewegen zu können. Gefesselt auf der Liege fühlte ich mich ein Stück weit ohnmächtig ausgeliefert.

Später erzählte man mir, dass es ein Handgemenge gegeben hätte, als ich versuchte zu fliehen. Drei Pfleger hätten es schließlich geschafft, mich zu bändigen. Dann wurde ich offensichtlich betäubt. Als ich mich nach den Polizisten erkundigte, sagte man mir, dass keine Polizisten anwesend gewesen wären. Damals glaubte ich, dass man etwas vertuschen wollte. Heute weiß ich, dass nur ich die Polizisten gesehen hatte.

C. Schizophrenie und Gewalt

An dieser Stelle soll die Frage behandelt werden, ob von Menschen, die an Schizophrenie erkrankt sind, eine Gefahr ausgeht. Wie verhält es sich mit Schizophrenie und Gewalt?

Zunächst einmal muss festgehalten werden, dass auch ich mich gewehrt hatte, als man mich am Verlassen der Klinik hindern und mich quasi einsperren wollte. Genaueres steht dazu im Krankenbericht nicht. Darin ist lediglich von einem Handgemenge die Rede, an dem drei Pfleger beteiligt waren. Der Grund für meine Gewaltanwendung liegt auf der Hand: Ich wollte fliehen, weil ich Angst hatte. In meiner Vorstellung wollte man mir in der Klinik nicht helfen, sondern Schaden zufügen. Dies war allerdings auch der einzige Moment in meinem gesamten Krankheitsverlauf, bei dem es durch mich zu aggressivem Verhalten kam.

Allgemein kann man sagen, dass bei Menschen, die an Schizophrenie erkrankt sind, tatsächlich ein erhöhtes Risiko zur Gewaltanwendung oder Aggressivität besteht. Nach einer neueren skandinavischen Studie werden etwa 10 % der Erkrankten irgendwann einmal im Verlauf der Erkrankung gewalttätig. Das klingt viel. Selbst wenn man berücksichtigt, dass auch ein gewisser Anteil der Gesamtbevölkerung Gewaltdelikte begeht, so bleibt ihr Anteil noch ungefähr um das Dreifache höher. Andererseits ist das Risiko, dass ein Betrunkener gewalttätig wird, deutlich höher als bei diesen Patienten. Und überhaupt: Wenn 10 % einer Gruppe gewalttätig wird, bedeutet das im Umkehrschluss, dass 90 % der an Schizophrenie Erkrankten im Verlauf ihrer Krankheit nicht gewalttätig werden – in ihrem ganzen Leben nicht.

In diesem Zusammenhang darf auch das Risiko nicht unerwähnt bleiben, dass Menschen mit Schizophrenie häufig Gewalt gegen sich selbst ausüben. Etwa 30 bis 40 % dieser Erkrankten unternehmen mindestens einen Suizidversuch. 10 bis 15 % versterben daran. Ich selbst habe nie im Entferntesten daran gedacht, mir das Leben zu nehmen. Selbst wenn ich dauerhaft in dem schlechtesten Zustand, den ich je erlebt habe, verblieben wäre, hätte ich dennoch weiterleben wollen.

Menschen, die an Schizophrenie leiden, haben eine um 13 Jahre geringere Lebenserwartung. Neben der hohen Suizidrate spielen dabei auch Faktoren wie Lebenswandel und gesundheitliche Vorsorge eine Rolle. An vorderster Stelle steht statistisch das Rauchen. Immerhin 80 % dieser

Erkrankten rauchen. Und dass sie seltener mit Beschwerden zum Arzt gehen, ist leider auch eine Tatsache. So werden selbst gravierende Krankheiten erst gar nicht diagnostiziert. Überdies haben Studien gezeigt, dass auch von ärztlicher Seite bei dieser Gruppe von Patienten notwendige Untersuchungen zur körperlichen Gesundheit seltener durchgeführt werden. Das mag zum Teil an der Natur der Erkrankung selbst liegen: Patienten mit Schizophrenie gehen nachlässiger mit sich selbst um, nehmen – vollkommen befasst mit ihrer kranken Psyche – körperliche Beschwerden weniger wahr und können sie daher auch schlechter mitteilen.

Zurück zu meiner Situation im Krankenhaus: Die Station, auf der ich damals war, hatte den Charme eines Gefängnisses. Der Außenbereich in der sechsten oder siebten Etage war eine etwa dreißig Quadratmeter große betonierte Fläche; es gab keine Pflanzen. Auf der Terrasse standen zwei Betontische mit Betonbänken. Die gesamte Terrasse war vergittert. Die Gitter verliefen über die gesamte Fläche bis zur Hauswand, wie ein großer Käfig! Kein Patient durfte hier ein Feuerzeug haben. Über einem Aschenbecher hing an einer Kette ein Anzünder für alle. Verglichen mit der Klinik, in der ich zuvor gewesen war und mich immer wohlgefühlt hatte, war dies ein deprimierender Ort!

Irgendwann sagte man mir, dass der Richter nun da sei und mit mir sprechen wolle. Außer dem Richter war noch ein Arzt anwesend. Das Gespräch war schnell beendet. Auf die Frage, ob ich denn einsehen würde, besser hierzubleiben, antwortete ich, dass ich ja irgendwo hinmüsse. Damit erging der Beschluss meiner Unterbringung für sechs Wochen. Keine schönen Aussichten in dieser Klinik!

Kurze Zeit später trafen meine Eltern ein. Man hatte sie verständigt. Sie hatten einen Koffer mit Kleidung dabei. Der Aufenthaltsraum, der gleichzeitig der Speisesaal war, verströmte ungefähr so viel Gemütlichkeit wie eine Bahnhofshalle. Die Stimmung auf der ganzen Station war beängstigend und bedrückend. Kaum einer der Patienten sprach, niemand unterhielt sich. Nur die alte Frau im Bademantel mit dem wirren Haar sang unaufhörlich und heiser. Ich unterhielt mich kurz mit meinen Eltern, aber ich war wortkarg und kurz angebunden. Schließlich gingen sie. Mein Vater erzählte mir später, dass ich an dem Tag völlig abwesend gewirkt hätte. Es sei deutlich gewesen, dass ich noch unter Betäubung stand. Beim Verlassen des Krankenhauses habe er beide Hände über seinem Kopf zusammengeschlagen und zu meiner Mutter gesagt: »Diese Station ist schlimmer als Dantes Vorhof zur Hölle!« Dann passierte etwas, das ich nur als Glücksfall bezeichnen kann.

D. Die Verlegung in meine Heimatstadt

Da man mittlerweile meine Wohnanschrift ermittelt hatte, teilte man mir mit, dass ich in ein Krankenhaus in diesem Bezirk verlegt würde, weil man dort für mich zuständig sei. Die Klinik, die man mir nannte, war nicht die, in der ich bisher gewesen war, aber ich dachte mir, dass alles besser sein musste als an diesem Ort.

Man kann diese Klinik mit Fug und Recht als das genaue Gegenteil zu der zuvor beschriebenen Station bezeichnen: Das Gelände umschloss ein schön angelegter Park. Die einzelnen Stationen waren auf mehrere sehr reizvolle, zweigeschossige Backsteingebäude aus dem Beginn des letzten Jahrhunderts verteilt.

Die geschlossene Station befand sich im Erdgeschoss eines dieser Gebäude. Auch hier war die Tür, durch die man mich brachte, verschlossen, aber es war keine zweistufige Sicherheitsschleuse. In dem großen Aufenthaltsraum standen Ledersofas, Sitzgruppen, ein großer Tisch und Regale mit Büchern und Spielen. Auch einen großen Fernseher gab es. Der Raum öffnete sich zum Garten hin. Auf der großzügigen, etwas erhöhten Terrasse standen Gartenmöbel. Der Garten bestand aus einer Rasenfläche der Größe eines Handballfeldes. Ein großer Baum stand mitten auf dem Rasen. Umgeben wurde der Garten von einer ansprechenden Hecke. Auch hier gab es einen Zaun, der hoch genug war, dass man nicht hinüberklettern konnte, der jedoch sehr zurückgenommen wirkte. Die Stäbe waren grün und fielen vor dem Hintergrund des angrenzenden Parks kaum auf. Ich wurde freundlich begrüßt.

Bei meiner Ankunft war ich noch in psychotischen Gedanken gefangen und mir sicher, dass viele Menschen mein Schicksal verfolgten. Trotzdem fiel es mir hier nicht schwer, mich schnell in den Klinikalltag zu integrieren. Auf dieser Station waren die meisten Patienten mit einer akuten Psychose und einige mit schweren Depressionen: Menschen, die nicht einfach im Umgang waren, und dennoch herrschte ein freundlicher Umgangston. Die Pfleger nahmen sich Zeit, mit den Patienten zu spielen, und schon nach wenigen Tagen ging man mit mir auf einen Spaziergang am nahe gelegenen See. Während meines Aufenthalts in der Klinik lief gerade die Fußballweltmeisterschaft. Das Achtelfinale der deutschen Mannschaft schauten Patienten und Pflegepersonal zusammen, und es wurde gegrillt.

Es ist erstaunlich, wie unterschiedlich Psychiatrien in Deutschland immer noch sind! Es war reiner Zufall, dass ich im Einzugsgebiet dieser Klinik wohnte und deshalb hier landete. Ich weiß nicht, wie es mit mir weitergegangen wäre, hätte ich auf der Station im vergitterten Bunker bleiben müssen!

VII. Eine neue Diagnose

Noch am Tag meiner Ankunft fand die erste Visite statt. In dem Gespräch war ich klar und konnte genaue Auskunft über meinen bisherigen Krankheitsverlauf geben. Ich war mir also durchaus bewusst, dass ich Schizophrenie hatte, auch wenn ich auf der anderen Seite noch voller Beziehungsideen steckte. Als man mich nach meiner letzten Medikation fragte, zögerte ich kurz. Ich wollte auf keinen Fall wieder dieselben Medikamente bekommen, mit denen es mir über Jahre nicht gut ging. Mir fiel ein, dass der neue Psychiater, zu dem ich gegangen war, ein anderes Neuroleptikum für mich ausprobieren wollte. An den Namen dieses Präparates konnte ich mich erinnern und gab ihn der Ärztin an. Also wurde mir nun dieses Medikament verordnet.

Mit der Einnahme über einige Tage gingen dann auch die Beziehungsideen langsam zurück. Meine Wahrnehmung und meine Sinneseindrücke blieben trotzdem sehr klar. Ich fühlte mich anders als bei dem vorherigen Neuroleptikum – nicht mehr wie hinter einer dämpfenden Wattehülle.

Nach ungefähr einer Woche fand wieder eine Visite statt. Als ich an der Reihe war, zeigte sich der behandelnde Arzt mit meiner Entwicklung sehr zufrieden. Dann meinte er, dass man schauen sollte, ob man die Medikation noch ein bisschen optimieren könne. Zu seiner Kollegin sagte er, dass das, was er den Akten und meinem Bericht entnehme, für eine gewisse schizoaffektive Komponente sprechen würde. Man solle doch mal versuchen, ob ein Antiepileptikum helfen könne, meine Stimmung zu stabilisieren. Ich war etwas verwirrt und verstand nicht genau, was er damit sagen wollte. Doch der Chefarzt erklärte es mir.

A. Die schizoaffektive Störung

Die schizoaffektive Störung ist eine Mischform aus zwei unterschiedlichen psychischen Erkrankungen: Zum einen besteht sie aus einer bipolaren Störung. Das bedeutet, der Betroffene erlebt sowohl manische als auch depressive Phasen. Man kann es griffig in einem Satz zusammenfassen: Himmelhoch jauchzend, zu Tode betrübt. In der Manie zeigt der Betroffene eine stark erhöhte Aktivität und ist oft von übersteigertem Selbstbewusstsein und Euphorie bestimmt. Zu der bipolaren Störung treten bei der schizoaffektiven Störung dann auch Erlebnisse aus dem schizophrenen Formenkreis. Das heißt, es treten die bereits beschriebenen Symptome der Positivsymptomatik wie Wahnideen oder Halluzinationen auf. Dabei kann die schizophrene Symptomatik sowohl zu einer depressiven als auch zu einer manischen Phase hinzutreten.

Eine Abgrenzung vor allem zur reinen Schizophrenie ist nicht immer leicht, und es gibt auch Mischformen. Der behandelnde Arzt hatte in Bezug auf meine Erkrankung auch nur einen schizoaffektiven Einschlag bei der Schizophrenie in Erwägung gezogen. Ich bin mir im Rückblick allerdings ziemlich sicher, dass man bei meiner Erkrankung nicht von einer schizoaffektiven Störung, sondern von einer klassischen paranoiden Schizophrenie mit ausgeprägter Negativsymptomatik sprechen muss.

Zum einen habe ich ausgeführt, dass die Negativsymptomatik zwar einer Depression sehr ähnlich ist, jedoch gewisse Unterschiede aufweist. Zu einer schizoaffektiven Störung gehören allerdings depressive Phasen, keine Negativsymptomatik. Außerdem waren bei mir die Gefühle der Lethargie und Antriebslosigkeit permanent vorhanden und traten nicht nur in Phasen auf. In diesem Zustand hatte ich auch nie psychotisches, also schizophrenes Erleben.

Es ist richtig, dass ich in den beiden heftigen Schüben zu Beginn der Erkrankung und jetzt gegen Ende tatsächlich eine stark erhöhte Aktivität an den Tag legte. Auch war meine Stimmung in diesen Psychosen zeitweilig euphorisch und ich fühlte mich erhaben und wichtig. Man wird hier dennoch nicht von einer Manie sprechen können. Die Aktivität und Euphorie waren Folgen meiner Wahnideen in der Positivsymptomatik. Ich war ja der Überzeugung, dass mich hunderttausende Menschen kannten. Die ganze Welt drehte sich um mich. Wenn man in einer solchen falschen Realität lebt, setzt das heftige Emotionen frei. Letztlich löste also erst der Wahn bei mir die Aktivität und die Euphorie aus.

Mag sein, dass der Arzt mit seiner Diagnose in Richtung einer schizoaffektiven Störung nach meinem Dafürhalten zu weit ging und damit letztlich falsch lag. Richtig lag er aber mit der verordneten Therapie: Die Einnahme von Antiepileptika sollte sich als sehr wirksam gegen die Negativsymptomatik erweisen.

B. Antiepileptika zur Behandlung der Negativsymptomatik

Antiepileptika sind Medikamente, die ursprünglich zur Behandlung von Epilepsie entwickelt wurden und dort auch immer noch eingesetzt werden. Allerdings hat man festgestellt, dass diese Medikamente ebenfalls stimmungsstabilisierend wirken So kommen sie heute auch in der Psychiatrie zum Einsatz; ihr Hauptanwendungsgebiet dort sind bipolare Störungen.

Daher war der Chefarzt wohl auf die hilfreiche Idee gekommen, ein Antiepileptikum bei mir auszuprobieren. Das Medikament erwies sich als äußerst wirksam gegen meine Beschwerden in der Negativsymptomatik. Ich habe seit meinem Aufenthalt in dieser Klinik und unter der neuen Medikation nie wieder solche ausgeprägten Symptome erlebt. Im Gegenteil! Nach einer gewissen Zeit der Anpassung blieb meine Stimmung gleichbleibend ausgeglichen und positiv gestimmt. Zu dieser Besserung hat sicher der Wechsel des Neuroleptikums beigetragen. Dass aber auch das Antiepileptikum eine große Rolle bei der erfolgreichen Behandlung der Negativsymptomatik spielt, wurde mir erst viel später bewusst.

Einige Jahre später, als ich schon lange symptomfrei lebte, kam ich auf die Idee, es ohne das Antiepileptikum zu probieren. Schließlich ging es mir seit Monaten gleichbleibend gut. Auf ein Medikament aber, das man nicht mehr benötigt, sollte man verzichten, selbst wenn man es gut verträgt. Also setzte ich es ab. An meiner Stimmung änderte sich zunächst nichts. Ich spürte keinen Unterschied.

Beim nächsten Arzttermin einige Wochen später erzählte ich meinem Psychiater, dass ich das Antiepileptikum abgesetzt hatte. Auf die Frage, wie es mir denn jetzt ginge, antwortete ich, dass keine Veränderung aufgetreten sei. Mir ginge es weiter gut, ich hätte mir nur einen Infekt eingefangen und sei daher etwas schlapp. Der Arzt meinte daraufhin, dass man dann jetzt auch nicht anfangen müsse, das Medikament wieder zu nehmen.

Tatsächlich fühlte ich mich seit zwei, drei Tagen schlapp und meine Nase lief ein wenig. Nach dem Arztbesuch trat keine Besserung ein. Es traten allerdings auch keine weiteren Erkältungssymptome auf. Dafür hatte ich aber immer weniger Lust, überhaupt noch aufzustehen. Ich stellte fast sämtliche Aktivitäten ein. Eine weitere Woche verstrich, und es wurde nicht besser. Ich fing an zu überlegen, was ich wohl haben könne.

Dann kam mir ein Gedanke: Ich fühlte mich an einen Zustand erinnert, der mein Leben sehr lange beherrscht hatte. Ich hatte dieses Gefühl schon fast vergessen. Ich war wieder auf dem Weg, in eine Negativsymptomatik abzurutschen. Schnell stellte ich die Verbindung zum Absetzen des Antiepileptikums her. Ich ging sofort zu meinem Arzt und ließ mir das Medikament wieder verschreiben. Schon am Tag nach der Einnahme fühlte ich mich wieder fit. Trägheit und Antriebslosigkeit waren verschwunden.

Diese Erfahrung hat mir sehr deutlich gezeigt, dass das Antiepileptikum sehr wirksam gegen die Negativsymptomatik hilft. Ganz andere Erfahrungen hatte ich mit den davor verordneten Antidepressiva gemacht. Keines dieser Antidepressiva hatte eine Wirkung auf die Negativsymptomatik.

Es ist gut vorstellbar, dass auch anderen Patienten mit einem ähnlichen Krankheitsbild Antiepileptika helfen könnten. Bei einer hartnäckigen dauerhaften Negativsymptomatik könnte häufiger an eine Behandlung mit Antiepileptika gedacht werden. Es wäre schön, wenn sich die Wissenschaft in Studien dieser Frage verstärkt annehmen würde. Es könnte sich meines Erachtens lohnen, in diese Richtung zu forschen, ob die Wirksamkeit von Antiepileptika über meinen persönlichen Fall hinaus bestätigt werden kann.

C. Die Verlegung auf eine offene Station

In der Klinik lief es weiterhin gut für mich. Schon nach zwei Wochen wurde der richterliche Unterbringungsbeschluss aufgehoben. Ich wurde auf die offene Station im gleichen Gebäude verlegt. Sie befand sich im oberen Stockwerk. Diese Station war noch ein bisschen wohnlicher, die Stationstür blieb offen, und man konnte die Station auch alleine verlassen.

Mit der Wirkung des neuen Neuroleptikums war ich sehr zufrieden. Ich vertrug es viel besser als das alte. Wahrnehmung und Sinneseindrücke wurden nicht länger getrübt. Es war, als hätte man mir Scheuklappen abgenommen. Auch die Inkontinenz trat nicht wieder auf, und ich hatte keine Probleme mehr, meinen Stuhl zu halten.

Eigentlich hatte das neue Medikament nur eine Nebenwirkung: Es führte bei mir zu gewissen Schlafstörungen, die ich bis heute habe. Ich kann normal einschlafen. Während der Nacht aber wache ich ungefähr alle zwei Stunden ohne ersichtlichen Grund auf und bin dann kurz hellwach. Sehr schnell werde ich danach müde und schlafe innerhalb von wenigen Minuten wieder ein. Trotzdem fühle ich mich am nächsten Morgen meist ausgeruht. Manchmal schlafe ich freilich etwas länger.

Es dauerte eine Zeit, bis ich mich an dieses Phänomen gewöhnt hatte. Anfangs störte mich das nächtliche Erwachen. Mittlerweile ist dieser Schlafrhythmus für mich ganz normal geworden. Ich fühle mich dadurch nicht mehr beeinträchtigt. Da das Neuroleptikum sehr gut wirkt und sonst keine weiteren Nebenwirkungen auftreten, bin ich bereit, diese Beeinträchtigung hinzunehmen.

Mitten hinein in diesen für mich so günstig angelaufenen Klinikaufenthalt platzte eine Nachricht, die mich sehr entsetzte. Meine Eltern hatten mit der Sozialarbeiterin gesprochen. Sie hatten mit ihr überlegt, wie es nach der Klinik mit mir weitergehen könne. Die Sozialarbeiterin hatte verschiedene Möglichkeiten der Unterbringung aufgeführt.

Sie reichten von einem Wohnheim für Behinderte bis zu verschiedenen Formen von betreuten Wohngruppen.

Für mich fühlte sich das so an, als sei damit mein Leben endgültig zu Ende! Ich würde nur noch irgendwo in einem Loch mein Dasein fristen. Offenbar ging man davon aus, dass ich nicht mehr in der Lage sein würde, mein Leben eigenständig zu führen. Mich überkam Wut! Ich sah mich noch nicht in einem Heim! Ich teilte dem Klinikpersonal mit, dass sie von nun an meinen Eltern keine Informationen mehr über meinen Gesundheitszustand geben sollten. Ich war mir sicher, dass ich kein Betreuungsfall werden würde!

In der Klinik nahm ich nun wieder regelmäßig an den unterschiedlichen Therapien teil. Meine Stimmung war weiterhin gut und ich war zuversichtlich. Ich hatte mir ein neues Handy besorgt und schaute im Internet nach Wohnungsangeboten. Auf der Station war meine Wahrnehmung ganz normal und frei von Beziehungsideen. Allerdings setzte ich mich trotzdem oft alleine aufs Sofa und hörte Radio. Die Moderatoren des Senders, den ich hörte, waren sehr freundlich und berichteten meist positive Dinge über die Musiker oder andere Prominente. Freilich bezog ich deren Äußerungen wieder als Andeutung auf mich. So sprachen sie indirekt auch zu mir und bauten mich auf. Wenn ich indes kein Radio hörte, war ich frei von Beziehungsideen.

Irgendwann ließ ich wieder Besuch von meinen Eltern zu. Ich teilte ihnen mit, dass es mir schon wieder sehr gut ginge und ich bereits erste Wohnungen besichtigt hätte. Ich ließ keinen Zweifel daran, dass ich nicht vorhatte, mich in irgendeiner Form betreuen zu lassen.

VIII. Die Rückkehr ins Leben außerhalb der Klinik

Einige Wochen später wurde ich aus der Klinik entlassen. Mittlerweile hatte ich auch bei Radio und Fernsehen keine Beziehungsideen mehr. Ich zog zunächst wieder bei meinen Eltern ein, fand aber sehr bald ein kleines Apartment für mich. Nach einiger Zeit fragten mich meine Eltern, was ich denn jetzt machen wolle. Ich müsse mir doch eine Aufgabe suchen. Ich entgegnete, dass ich nichts machen werde. Ich würde auf dem Sofa sitzen, Kaffee trinken und in regelmäßigen Abständen auf den Balkon zum Rauchen gehen. Wenn ich das bis an mein Lebensende tun würde, wäre das völlig ausreichend für mich. Vor allem meine Mutter entsetzte diese Antwort merklich, aber sie widersprach nicht. Also setzte ich mein Vorhaben in die Tat um.

A. Die Aufgabe jeglicher Struktur

Wiederholt gingen mir all die Empfehlungen und Handlungsanleitungen aus den verschiedenen Therapien durch den Kopf. Wohl alle hätten mir von dem, was ich jetzt tat, abgeraten. Mit einer Ausnahme: Und das war just die Therapeutin, bei der ich die letzten Sitzungen hatte, bevor ich die Medikamente absetzte und erneut in die Psychose abglitt.

Sie hatte mich in einer dieser Sitzungen gefragt, was ich denn jetzt als Rentner machen wollte. Ich hatte ihr das erzählt, was ich zuvor gelernt hatte. Wichtig bei meiner Krankheit sei, dass ich Struktur habe. Ich würde mir also einen Wochenplan machen, in den ich relativ engmaschig verschiedene Aktivitäten eintrüge. Das wäre wohl das, was ich jetzt machen sollte. Die Therapeutin fragte mich: »Aber was wollen Sie denn tun?« Ich antwortete ihr, dass ich am liebsten gar nichts tun würde, einfach in den Tag hineinleben. Sie antwortete mir: »Dann tun Sie das doch! Probieren Sie es aus! Sie sind Rentner, Sie haben keine Verpflichtungen.« Ich war überrascht, diese Empfehlung von einer Therapeutin zu hören.

Wie gesagt, damals kam es nicht zur Umsetzung, weil die Reboundpsychose dazwischenkam. Aber jetzt nach dem Klinikaufenthalt erinnerte ich mich an diese Sätze. Sie waren für mich die offizielle Erlaubnis zum Nichtstun. Und das tat ich dann auch.

Ich lag die meiste Zeit des Tages auf meinem Bett oder dem Sofa, trank Kaffee und ging auf den Balkon zum Rauchen. Ich ernährte mich von Fertiggerichten und räumte nur gelegentlich auf. Für wen? Den Haushalt reduzierte ich auf ein Minimum. In meinem kleinen Apartment gab es auch nicht viel zu tun. So vergingen Tage und Wochen. Ich fühlte mich gut dabei. Endlich waren da keine Aufgaben oder Verpflichtungen mehr, die auf mich warteten! Es gab keinen Arbeitsplatz, an den ich irgendwann hätte zurückkehren müssen. Es war eine riesige Erleichterung! Zwischendurch war ich oft bei meinen Eltern, tat dort aber auch nichts. Vor allem meine Mutter konnte das nur schwer ertragen. Meist schluckte sie ihre Missbilligung jedoch herunter. Wenn es gar nicht mehr ging, verzog ich mich wieder in meine Wohnung, wo niemand mich ermahnen konnte.

B. Das Erwachen neuen Antriebs

Nach vielen Wochen in diesem Zustand stellten sich zwei neue Gefühle ein, die ich schon sehr lange nicht mehr verspürt hatte. Das eine Gefühl war Langeweile. Irgendwann reichte mir tatsächlich nicht mehr, was ich tat. Gleichzeitig stellte sich das zweite Gefühl ein. Ich wurde neugierig, was es vielleicht im Leben sonst noch so geben könnte. Ich begann wieder, mich für Dinge zu interessieren.

Zunächst beschränkte sich mein Interesse auf die eigenen vier Wände. Ich entdeckte das Internet für mich, begann mich zu informieren, was in der Welt passierte, und probierte verschiedene Onlinespiele aus. Einige spielte ich sehr intensiv und mit viel Ehrgeiz. In den Spielen chattete ich dann immer mehr mit anderen Spielern. Schließlich nahm ich auch wieder Kontakt zu alten Freunden und Bekannten auf, verschickte WhatsApp Nachrichten und bekam oft freudiges Feedback.

Irgendwann bemerkte ich, dass ich fett geworden war, und wurde unzufrieden mit meinem Körper. Also nahm ich mir vor zu trainieren. Ich begann mit Walking, fuhr drei-, viermal die Woche in den Wald und marschierte immer längere Strecken. Ich begann auf meine Ernährung zu achten, ging wieder zu den Treffen unserer alten Clique und fing an, die Kommunikation zu genießen.

Rückblickend kann ich feststellen, dass der Rat, den mir die letzte Therapeutin gegeben hatte, der so konträr zu dem war, was alle anderen zuvor gesagt hatten, der erste Schritt zu meiner Genesung darstellte: Es war richtig, dass ich zunächst einmal jegliche Struktur aufgab. Hätte ich wieder am Reißbrett irgendwelche Stunden- und Wochenpläne entworfen, die ich halbherzig mit gut gemeinten Absichten gefüllt hätte, wäre dies zum Scheitern verurteilt gewesen. Dieses Korsett wäre mir als lästiger Zwang erschienen, der mich unter Druck setzt. Nach kurzer Zeit schon hätte ich mich nicht mehr daran gehalten. Ich wäre mit dem Gefühl, versagt zu haben, und mit einem schlechten Gewissen zurückgeblieben. Die Möglichkeit, ohne schlechtes Gewissen alle Strukturen über Bord zu werfen, verschaffte mir dagegen große Erleichterung. Ich fühlte mich befreit!

Aus diesem Gefühl heraus kam der Antrieb dann ganz von alleine zurück. Nach und nach schuf ich mir eigene Strukturen und Routinen. Diese waren jedoch nicht aufoktroyiert, sondern aus mir selbst herausgewachsen. Ich empfand sie nicht als Zwang, sondern nahm sie bereitwillig an und setzte sie um. Die Entwicklung stand zu diesem Zeitpunkt noch ganz am Anfang, und es sollten noch sehr viel komplexere Strukturen folgen. Ich habe bis heute allerdings nie den Antrieb verloren und mir immer neue Betätigungsfelder gesucht.

Für mich war dies der richtige Weg. Ich will nicht sagen, dass das andere Vorgehen falsch ist. Sicherlich führt die Aufrechterhaltung der Struktur auch oft zum Erfolg. Ich denke nur, dass man bei einer anhaltenden Negativsymptomatik vielleicht einmal daran denken sollte, den Weg einzuschlagen, den ich gegangen bin.

C. Eigenes Training zur Desensibilisierung gegenüber Reizen

Auf Dauer wurde mir das Training im Wald zu langweilig. Auf der Waage hatten sich schon die ersten Erfolge eingestellt. Ich verlegte meine Route in belebtere Gebiete. Ich wollte wieder unter Menschen sein.

Es gab nur ein Problem dabei: Ich fühlte mich immer noch unwohl unter fremden Menschen. Denn ich verharrte weiterhin in der postpsychotischen Schonhaltung. So vermied ich es, beim Spazieren durch die Straßen Menschen anzusehen. Passanten ins Gesicht zu schauen, machte mir Angst. Emotionen könnten wieder von mir Besitz ergreifen, Beziehungsideen sich neu entwickeln. Diese Befürchtungen verdarben mir zunächst den Spaß an meinen Spaziergängen durch die Stadt.

Daher nahm ich mir vor, die Schonhaltung loszuwerden! Ich versuchte, wieder einen freien Blick zu bekommen, ohne krampfhaft den Augenkontakt mit anderen Menschen zu vermeiden. Ich probierte es aus, und zunächst passierte auch nichts. Ich ging in immer belebtere Gegenden. Ich spazierte durch die Fußgängerzone voller Menschen und setzte mich alleine in belebte Cafés.

Je länger ich aber unter den vielen fremden Menschen war, umso mehr verbrauchte ich die Filter, die mich von Reizen abschirmten. Ich saß im Café und mich überkam das Gefühl, dass die Menschen in einer besonderen Weise auf mich reagierten. Je länger ich dort saß, umso stärker wurde die Wahrnehmungsverschiebung. Es stellten sich Beziehungsideen ein. Ich hing diesen Gedanken mehrere Minuten nach. Das Ganze übte auch eine Faszination auf mich aus. Erst nach über einer Stunde stand ich auf. Selbst auf der Straße hatte ich jetzt das Gefühl, dass die Leute mich kennen würden, und ich genoss es.

Gleichzeitig gingen die Warnsignale bei mir an. Mir wurde bewusst, dass ich krank war. Ich erkannte, dass das, was ich erlebte, nicht real war. Dennoch blieb jenes gefährlich faszinierende Gefühl, wenn ich jetzt die mir entgegenkommenden Menschen ansah! Also senkte ich wieder meinen Blick und wich den Menschen aus.

Ich versuchte, so schnell wie möglich nach Hause zu kommen. Ich hatte panische Angst, wieder den Verstand zu verlieren! Als ich endlich zu Hause war, legte ich mich aufs Bett. Die Gedanken wollten nicht verschwinden. Erst als ich eine Tablette von meinem Neuroleptikum nahm, beruhigte ich mich langsam und schlief ein. Als ich aufwachte, konnte ich mich an die einzelnen Beziehungsideen kaum noch erinnern. Sie waren weg. Ich wusste nur, dass ich in einen Bereich mit sehr massiven Frühsymptomen geraten war, der, wenn ich mich länger darin aufhielt, auch wieder in psychotische Zustände hätte führen können.

Trotz dieser Erfahrung schlug ich bald erneut den Weg in die Innenstadt ein. Ich lief kreuz und quer und machte hier und da Rast in einem Café. Nach einer gewissen Zeit traten wieder Frühsymptome auf, Wahrnehmungsverschiebung und Beziehungsideen. Auch diesmal fiel mir rechtzeitig auf, dass etwas falsch lief, und ich trat schnell den Rückzug an. Diese Erfahrung deprimierte mich, aber ich war entschlossen, es weiter zu versuchen. Und so ging ich meine Wege fast täglich durch die Stadt. Mal früher, mal später, immer traten die bekannten Frühsymptome auf.

Allmählich jedoch gewöhnte ich mich an diese Erfahrung, und sie jagte mir nicht mehr einen so großen Schrecken ein. Ich dachte vielmehr: »Ach ja, da ist es wieder!« Ich ging gelassener mit dem Zustand um. Ich spürte, dass ich ihn aushalten konnte.

Ab dem Zeitpunkt der Wahrnehmungsverschiebung und mit zunehmenden Beziehungsideen tritt eine immer größere innere Unruhe auf. Der ganze Körper ist in Alarmbereitschaft. Die Sinne gieren nach neuen Reizen, die in Beziehung zu einem selbst gesetzt werden können. Die Gedanken schießen nur so durch den Kopf.

Mit der Zeit aber lernte ich, in diesem Zustand zu entspannen. Zunächst war es wichtig, den Kopf freizubekommen.

Wenn möglich, musste man das Denken völlig ausschalten und einfach im Augenblick bei sich selbst sein! Ich merkte, dass es mir half, meine Atmung zu kontrollieren. Für Entspannung sorgte auch, wenn ich die Brust und den Schultergürtel lockerte. Während also die Reize auf mich einprasselten, schenkte ich dem keine Bedeutung mehr, sondern ging durch sie hindurch. Das Gehen bekam etwas Meditatives, und mit jedem Schritt ließ ich die paranoiden Gedanken los und hinter mir.

So schaffte ich es irgendwann auch, die Frühsymptome loszuwerden, wenn ich mich nicht nach Hause zurückzog und Medikamente nahm. Natürlich nahm ich aber die ganze Zeit die normale Tagesdosis sowohl des Neuroleptikums als auch des Antiepileptikums. Dies war gleichsam das Basisgerüst, das mich ein Stück weit abschirmte und meinen Antrieb aufrechterhielt. Ich musste jetzt nur nicht mehr im Bedarfsfall zusätzlich Medikamente nehmen, wenn ich mich der Herausforderung in der Stadt gestellt hatte.

Geduldig trainierte ich über Wochen und Monate. Irgendwann verging ein Tag, an dem auch nach Stunden in der Stadt keine Frühsymptome aufgetreten waren. Ich dachte, dass mein Training langsam Erfolge zeigen würde, nur um am nächsten Tag einen Rückschlag zu erleben! Normalerweise hätte ich wohl aufgegeben. Dass ich trotzdem weitermachte, ist weniger meiner Willenskraft als dem Mangel an Alternativen geschuldet. Ich hatte nichts zu tun und auch nichts zu verlieren. Zu einem mehr oder weniger zurückgezogenen Leben in der Komfortzone meiner Wohnung und dem mir Bekannten konnte ich jederzeit zurückkehren.

So verstrich ein Jahr. Immerhin, mit der Gewichtsreduzierung kam ich langsam, aber stetig voran. Dann zeichnete sich allmählich eine positive Tendenz ab. An mehreren aufeinanderfolgenden Tagen blieben die Frühsymptome aus. Sie wurden im Ganzen nach und nach immer seltener. An manchen Tagen vergaß ich sogar für eine gewisse Zeit, dass sie wieder auftreten könnten. Ich saß einfach vor einem Café und genoss die Sonne. Alles war und blieb normal. Die Leute um mich herum schienen kaum Notiz von mir zu nehmen, waren mit ihren eigenen Angelegenheiten beschäftigt. Ich fühlte mich gesund. Wenn ich abends daran zurückdachte, erfüllte mich diese Erfahrung mit großem Glück!

Von Zeit zu Zeit verschob sich immer noch meine Wahrnehmung, aber ich bemerkte dies schnell. Ich wusste dann, was ich zu tun hatte und wie ich gegensteuern konnte. Irgendwann, vermutlich noch ein Jahr später, blieb die Frühsymptomatik ganz aus, und zwar egal, wo ich war oder was um mich herum geschah. Ich dachte einfach nicht mehr darüber nach. Es war selbstverständlich geworden. Es war egal, wie viele Menschen um mich herum waren oder was diese taten. Es fiel mir nicht mehr auf, wenn ich zufällig in Gesichter schaute. Es spielte keine Rolle mehr!

Über diesen langen Zeitraum, in dem ich mich den Reizen bewusst ausgesetzt hatte, war eine Art »Desensibilisierung« eingetreten. Meine Wahrnehmung und ich hatten sich mittlerweile an eine hohe Intensität von Reizen gewöhnt. Meine Filter funktionierten wieder und das über sehr lange Zeiträume. In der Angsttherapie würde man diesen Prozess, gezielt immer neu die eigenen Angsträume aufzusuchen, »Konfrontationstherapie« nennen. Insgesamt hat er bei mir über zwei Jahre gedauert.

Heute muss ich Jahre zurückdenken, um mich an die beschriebenen Situationen zu erinnern. Ich habe diese Selbsttherapie ohne Begleitung durch einen Psychotherapeuten und nach meinem eigenen Plan, der sich eher zufällig ergeben hat, durchgeführt. Ich war mir auch nicht wirklich bewusst, dass es eine Form von Therapie war, während ich sie durchführte. Sicherlich wäre es ratsam, sich für solch eine Therapie die Begleitung durch einen Therapeuten zu suchen. Dieser könnte sie vielleicht auch effektiver gestalten. Letztlich glaube ich, dass es wichtig ist, sich nicht völlig zurückzuziehen.

Man sollte sich auch bei aufkommenden einzelnen Symptomen nicht entmutigen lassen. Wenn man trotz dieser Symptome vorsichtig weiter auch Orte aufsucht, an denen sich fremde Menschen aufhalten, kann sich die eigene Psyche an diese Reize gewöhnen, auch wenn dieser Prozess – wie bei mir – sehr lange dauern kann. Wenn man so für sich neue Räume zurückgewinnt, die man zuvor ganz vermieden hat, ist dies ein echter Zugewinn an Lebensqualität.

D. Die Vaterrolle

In der ersten Zeit nach unserer Trennung und nach meinem letzten Klinikaufenthalt hatten meine Ex-Frau und ich zunächst noch ein sehr angespanntes Verhältnis. Dies lag vor allem an mir. Ich fühlte mich von ihr im Stich gelassen und machte ihr massive Vorwürfe. In dieser Zeit hatte ich auch wenig Kontakt zu meinem Sohn. Während der Psychose und in der Klinik hatte ich ihn kaum gesehen. Danach verhinderte der Konflikt mit meiner Ex-Frau einen häufigeren Kontakt.

Nach einer gewissen Zeit änderte sich jedoch meine Einstellung zu unserer Trennung. Je besser es mir ging, umso klarer erkannte ich, dass unser Zusammenleben auch für mich schon sehr lange eine Belastung gewesen war. Ich konnte der Rolle als Partner und Vater in der damaligen Zeit nicht gerecht werden. Auch die familiäre Situation war ein Baustein zu meiner permanenten Überforderung. Dass ich ständig ausfiel, zog Enttäuschung und Vorwürfe vonseiten meiner Frau nach sich. So erhöhte sich der Druck zusätzlich. Nach der Trennung und nunmehr nur noch für meine eigene Person verantwortlich, merkte ich die Entlastung. Ich konnte mich ganz auf mich selbst konzentrieren und an meiner Genesung arbeiten. Als ich dies erkannt hatte, verging auch der Groll auf meine Ex-Frau.

Für uns beide stand jetzt unser Sohn im Mittelpunkt. Wir hatten ein gemeinsames Interesse, ihm ein möglichst gutes Heranwachsen zu ermöglichen. Auf dieser Basis schafften wir es dann auch, einen konstruktiven Umgang miteinander zu finden. Ich besuchte meinen Sohn oft, und wir unternahmen auch Dinge zu dritt. Dabei entstand zwischen meiner Ex-Frau und mir eine neue Ebene der Beziehung. Unser Verhältnis wurde immer freundschaftlicher, und die Probleme der Vergangenheit traten mehr und mehr in den

Hintergrund. Natürlich traten hin und wieder noch alte Verhaltensmuster zwischen uns auf, die zu Spannungen führten, doch die klare, auch räumliche Trennung sorgte dafür, dass diese auch schnell wieder abklangen. In diesem Umfeld konnte ich selbst in der Zeit, als ich noch mit der Frühsymptomatik zu kämpfen hatte, dennoch sehr präsent für meinen Sohn sein.

Bis heute regeln meine Ex-Frau und ich die Betreuung unseres Sohnes sehr flexibel und meistens in guter Abstimmung. Ich sehe meinen Sohn oft und bringe mich als Vater ein. Auch darüber hinaus unterstützen meine Ex-Frau und ich uns gegenseitig und stehen dem anderen mit freundschaftlichem Rat zur Seite. Ich bin der festen Überzeugung, dass sich mein familiäres Umfeld sehr zum Guten entwickelt hat und die Trennung mehr ein Gewinn als ein Verlust für uns beide war – und nicht zuletzt auch für unseren Sohn.

E. Eine neue Aktivität und ein erster Job

Zu einem Zeitpunkt, als ich schon wieder recht gut beieinander war und die Frühsymptomatik nur noch selten auftrat, fragte mich ein Freund, der auch mit Gewichtsproblemen kämpfte, ob ich mit ihm zu einem Sportkurs kommen würde. Ich überlegte kurz und sagte dann spontan zu. Es ging ins Schwimmbad. Aquafitness war gerade für Menschen mit starkem Übergewicht eine schonende Möglichkeit, den Fettstoffwechsel anzukurbeln. Während Jogging bei meinem Gewicht in kürzester Zeit meine Gelenke ruiniert hätte, mal abgesehen davon, dass ich keine

100 Meter durchgehalten hätte, merkt man in der Schwerelosigkeit des Wassers das eigene Gewicht nicht.

An diesem Abend stand ein Bauch-Beine-Po-Kurs auf dem Programm. Ich musste schmunzeln. Erwartungsgemäß waren in dem Kurs außer uns nur weibliche Teilnehmer. Ich war etwas peinlich berührt, als ich zwischen den Damen im Wasser stand. Andererseits war für jede Teilnehmerin ja sofort ersichtlich, warum ich diesen Kurs besuchte. Bei meinem Gewicht war das eine sinnvolle Entscheidung. Der Kurs begann, und zur Musik machten wir die Übungen, die uns der Trainer anwies. Schon nach kurzer Zeit geriet ich konditionell und kräftemäßig an meine Grenzen. Ich quälte mich durch die 45 Minuten und ließ etliche Wiederholungen aus. Trotzdem war mir nach dem Kurs klar, dass ich weitermachen würde. Mein Ehrgeiz war geweckt, und ich fühlte mich gut mit der Erschöpfung.

Der Besuch unterschiedlicher Aquafitnesskurse wurde für mich zur Gewohnheit. Ich ging mehrmals in der Woche zum Training und wurde so zum Stammgast. Über die Zeit kam ich mit allen Mitarbeitern im Schwimmbad ins Gespräch. Man kannte mich, und ich suchte meinerseits den Kontakt. Egal, ob an der Kasse oder in der Halle mit den Schwimmmeistern oder Trainern, überall hielt ich ein Schwätzchen.

Nach einem guten Jahr sah ich an der Kasse ein Schild, dass für die Arbeit in der Halle Aushilfen gesucht würden. Das interessierte mich. Ich kam ja sowieso fast täglich dorthin und fühlte mich wohl. Es vergingen aber noch einige Wochen, bis ich wegen der Stelle nachfragte. Mittlerweile war ich mehr oder weniger symptomfrei.

Meine Anfrage wurde sehr freudig entgegengenommen. Schließlich wollte man dort lieber einen Mitarbeiter, den man schon kannte, als einen völlig fremden. Voraussetzung für die Arbeit als Aufsichtsperson war das Rettungsschwimmerabzeichen in Silber. Ich meldete mich für einen Kurs bei der DLRG an, und bereits einige Wochen später hatte ich das Abzeichen. Parallel dazu hatte ich meine Bewerbungsunterlagen bei der Bädergesellschaft eingereicht und schnell den Arbeitsvertrag unterschrieben. Nach drei Jahren Unterbrechung begann ich also wieder zu arbeiten!

Die anfängliche Unsicherheit dauerte nur wenige Tage. Danach fühlte ich mich schnell wohl in einem Umfeld, das ich kannte, und zwischen Kollegen, die ich mochte. Meine Aufgaben bestanden zunächst vor allem in der Beaufsichtigung des Badebetriebs und einigen technischen und organisatorischen Arbeiten. Nebenher beobachtete ich die Kollegen bei der Durchführung von Schwimm- und Fitnesskursen. Die Fitnesskurse besuchte ich auch selbst weiter als Teilnehmer.

Nach einigen Monaten fragte man mich, ob ich spontan einen Anfängerschwimmkurs für Erwachsene leiten wolle. Ich sagte sofort zu. Ich fühlte mich sicher, da ich den Kurs oft beobachtet hatte. Gelassen und souverän führte ich den Kurs durch und bekam danach Lob von mehreren

Teilnehmern. In der Folge übernahm ich diesen Kurs regelmäßig. Mein Aufgabengebiet wurde immer vielseitiger: Ich besuchte interne Fortbildungen für Aquacycling und Aquatrampolin und leitete schon bald all die verschiedenen, angebotenen Fitnesskurse. Die Arbeit tat mir gut und gab mir Stabilität. Ich hatte mir wieder eine feste Struktur in meinem Leben geschaffen! Und ich war in sie hineingewachsen! Ich hatte sie mir nicht vorher in einem Strukturplan zurechtgelegt. Meine Motivation und Neugier, mir bislang unbekannte Dinge auszuprobieren, hatten wiederum zu festen Gewohnheiten geführt.

F. Erneute schriftstellerische Tätigkeit

Während meiner langen Spaziergänge durch die Stadt, die ich ja eigentlich machte, um mich gegenüber Reizen widerstandsfähiger zu machen, hatte ich viel Zeit zum Nachdenken. Ich überlegte, was ich noch Sinnvolles mit meiner Zeit anfangen könnte. Irgendwann kam mir die Idee, dass ich wieder anfangen könnte zu schreiben. Mir war klar, dass diesmal Schizophrenie als Krankheit eine wichtige Rolle in der Geschichte spielen sollte. Ich überlegte mir unterschiedliche Ansätze für einen Plot, kaufte mir ein Notizbuch und begann die Ideen aufzuschreiben, während ich in einem der vielen Cafés saß, die ich regelmäßig besuchte. Allerdings verwarf ich jeden einzelnen Ansatz gleich wieder.

Einige Male wollte ich mit dem Schreiben ganz aufhören, nur um kurze Zeit später wieder über mögliche Geschichten nachzudenken. Meine Überlegungen tendierten immer mehr hin zu einer Science-Fiction Geschichte, ähnlich der in »Geistertanz: Wege der Freiheit«, die ich im Wahn der ersten Psychose im imaginären Dialog mit den Medien, die über mich berichteten, geschrieben hatte.

Schließlich kam mir ein Ansatz für eine Geschichte in den Sinn, der mir vielversprechend erschien. Schnell entspann sich ein Plot. Mir fielen immer neue Handlungsstränge ein. Ich begann zu schreiben, und die Ideen sprudelten aus mir heraus. Der Plot für einen ganzen Roman war fertig, jedoch schrieb ich zunächst nur eine Kurzgeschichte. Ich nannte sie »Rohdiamanten«. Diese wollte ich erst einmal einigen Testlesern vorstellen, um zu sehen, wie meine Idee ankam. Auch wenn ich viel positives Feedback bekam, schrieb ich nur noch ein wenig weiter. Das Schreiben trat in den Hintergrund, als meine Arbeit im Schwimmbad begann. Erst ein Jahr später wurde ich wieder daran erinnert.

Bei Instagram entdeckte ich einen Post von der Schwester eines guten Freundes von mir. Anna hatte einen Podcast ins Leben gerufen. Darin veröffentlichte sie in Episoden Hörbücher, die sie selbst einlas. Ich verfolgte diesen Podcast eine Weile. Irgendwie dachte ich, dass dies auch eine gute Möglichkeit wäre, mein Buch zu veröffentlichen. Allerdings war »Rohdiamanten« bei weitem noch nicht fertig.

Aber hatte ich nicht noch ein fertiges Buch in der Schublade liegen? »Geistertanz: Wege der Freiheit« hatte ich doch damals, soweit ich mich erinnern konnte, abgeschlossen!

Ich kramte es hervor und begann nach über zehn Jahren wieder, darin zu lesen. Zu meiner Überraschung war dies ein stringentes Buch mit einem überzeugenden Ende geworden, obwohl ich es im Wahn geschrieben hatte. Es gefiel mir gut. An zwei, drei Stellen war es etwas unverständlich, aber die würde man leicht überarbeiten können. Also nahm ich Kontakt zu Anna auf und fragte sie, ob sie noch Bücher für ihren Podcast suche. Ihre Antwort war: »Immer her damit!« Schnell hatte ich das Buch überarbeitet und schickte es ihr.

Beide kamen wir zu dem Schluss, dass es eine gute Idee wäre, das Buch parallel auch als geschriebene Ausgabe neu zu veröffentlichen. Dies musste jedoch jetzt sehr schnell gehen. Ich hatte keine Zeit, auf umfangreiche Verlagssuche zu gehen. Außerdem machte ich mir wenig Hoffnung, einen Verlag für deutschsprachige Science-Fiction – genauer Cyberpunk – zu finden, die auch noch in Amerika spielte. Ich entschied mich für den Weg als Selfpublisher. Beim Lektorat und Drucksatz halfen mir meine Eltern sehr. Das Cover organisierte ich für kleines Geld bei einer Grafikerin aus London.

So schaffte ich es in kurzer Zeit, das Buch zur Druckreife zu bringen. Gleichzeitig erhöhte ich meine Social-Media-Aktivität, baute schnell mein Netzwerk auf Facebook und Instagram aus und machte Werbung für mich als Schriftsteller und Autor meines Buches »Geistertanz«. Anna wollte vor der Veröffentlichung der Episoden des Hörbuches noch ein Interview mit mir über das Buch online stellen.

G. Wie offen gehe ich mit der Erkrankung um?

Wir wollten das Buch vorstellen und auch ein bisschen über die Entstehung und die Idee zum Buch sprechen. Auch wenn wir das Interview ganz offen ohne Vorbereitung führen wollten, machte ich mir vorher doch Gedanken darüber, was ich erzählen sollte. Ich stutzte bei der Frage nach der Entstehung des Buches. Tatsächlich war es ja so, dass ich das Buch im Wahn meiner ersten Psychose geschrieben hatte. Ohne die Erkrankung wäre ich nie auf die Idee gekommen! Sollte ich öffentlich über meine Erkrankung sprechen? Das Interview konnte schließlich jeder hören. Dieser Schritt wäre so etwas wie ein öffentliches Outing! Ich überlegte, was dagegensprechen könnte. Eigentlich ging ich schon seit einiger Zeit sehr offen mit meiner Erkrankung um. Das war nicht immer so.

Gerade zu Beginn der Erkrankung war die Diagnose »Schizophrenie« ein Schock für mich und meine Familie gewesen. Meine Eltern wollten es gar nicht wahrhaben. Zu tief waren die Ängste und der Schrecken, der von dem Wort Schizophrenie ausging. Dies lag vor allem an dem Stigma und den Vorurteilen, die in der Gesellschaft über Schizophrenie bestehen. Man weiß nicht viel über die Erkrankung, nur dass es sehr schlimm ist, und man kennt die ein oder andere Horrorgeschichte. Es dauerte, bis ich überhaupt engen Freunden von meiner Erkrankung erzählte. In meiner Familie wurde unter den Tanten und Onkeln dann auch sehr lange nicht von Schizophrenie gesprochen, sondern mehr allgemein, dass es mir psychisch nicht gut ging.

Später kam dann dazu, dass es in meinem Beruf als Rechtsanwalt sicherlich von Nachteil gewesen wäre, wenn Kollegen und Kunden von der Schizophrenie gewusst hätten. Bei der Arbeit verheimlichte ich komplett, dass ich überhaupt psychische Probleme gehabt hatte. Insgesamt belastete mich jedoch das Versteckspiel. Ich musste mir immer neue Geschichten einfallen lassen, wenn ich mal längere Zeit krank war. Die Lügen waren mir unangenehm, und ich lebte mit der Angst, doch irgendwann einmal aufzufliegen!

Über die Jahre wurde der Wunsch in mir immer größer, offen über meine Erkrankung zu sprechen. Ich kann sagen, dass ich es als Befreiung empfand, als ich meinen Umgang mit der Erkrankung anderen gegenüber öffnete. Es half auch, mir selbst gegenüber die Bedrohlichkeit der Schizophrenie abzubauen.

Ich glaube, dass ein offener Umgang mit der Erkrankung eine enorme Entlastung für den Betroffenen darstellen kann. Dennoch verstehe ich jeden, der seine Schizophrenie möglichst geheim halten möchte. Dies kann wie bei mir schon aus beruflichen Gründen geboten sein. Wirklich offen bin ich mit der Erkrankung auch erst nach meiner Berentung umgegangen.

Dabei heißt ein offener Umgang nicht, die Schizophrenie wie ein Schild vor sich herzutragen. Auch habe ich nie gegenüber mir bis dahin unbekannten Menschen unvermittelt angefangen, von meiner Erkrankung zu sprechen. Es kam immer auf die Situation und die Umstände an, wann ich davon erzählte. Wenn es sich aus dem Gespräch heraus ergab, war ich jedoch froh, einfach die Wahrheit sagen zu können und mir keine Geschichten ausdenken zu müssen. Man war oft irgendwann bei dem Thema. Spätestens, wenn die Frage aufkam, warum ich denn nicht mehr als Rechtsanwalt arbeitete oder schon so jung in Rente war.

Je häufiger ich selbst erzählte, dass ich früher Schizophrenie hatte, umso selbstverständlicher wurde es für mich. Ich kann sagen, dass ich eigentlich nie schlechte Erfahrungen damit gemacht habe, offen über meine Erkrankung zu sprechen. Auch bei der Arbeit im Schwimmbad sprach ich nach und nach mit verschiedenen Kollegen über meine Schizophrenie. Es hat mir nie zum Nachteil gereicht. Wenn die Menschen einen kennen und einschätzen können und dieser Eindruck positiv ist, wird sie die Information, dass man früher einmal an Schizophrenie erkrankt war, nicht weiter stören. Es ist dann fast so, als würde man sagen, dass man mal einen Bandscheibenvorfall hatte oder Arthrose im Knie. Von Vorteil ist es, wenn man auf Nachfragen hin Informationen über die Krankheit geben und aufklären kann.

Ich denke, dass viele Erkrankte viel offener mit der Erkrankung umgehen könnten, und dies für sie eine Erleichterung sein könnte. Die Reaktionen sind, wenn man die Informationen vorsichtig im Gespräch einbindet, fast nie so negativ, wie man dies vielleicht zuvor befürchtet hatte.

Ich entschied mich also, in dem Interview offen zu sagen, dass ich das Buch in einer Psychose geschrieben hatte. Mein privates und berufliches Umfeld und jeder, der mich ein bisschen kannte, wusste eh von meiner Erkrankung. Warum sollte ich dann nicht öffentlich darüber sprechen? In dem Interview nannte ich die Erkrankung also als Ursprung der Idee, das Buch zu schreiben, und betonte, dass die Schizophrenie auch Einfluss auf den Inhalt des Buches hatte. Genauer ging ich aber nicht auf die Erkrankung ein, da im Vordergrund des Interviews der Roman und nicht die Krankheit stehen sollte.

Auf meine Äußerung zur Schizophrenie in dem Interview gab es keine Reaktionen, und das, obwohl das Interview über 400 Menschen gehört hatten. Für diejenigen, die mich kannten, war es nichts Neues, und fremde Menschen schienen dies nicht so wichtig zu nehmen. Dafür erreichten mich viele Reaktionen auf mein Buch. Sie waren zum allergrößten Teil positiv. Autorenkollegen und Buchblogger schrieben mir über Facebook und Instagram, wie ihnen das Buch gefallen hatte. Ich war sehr froh darüber.

Nach einer gewissen Zeit reifte in mir die Idee, dass ich Social Media als Plattform nutzen könnte, um über Schizophrenie auf der Grundlage meiner Erfahrung ein wenig aufzuklären. Als Autor hatte ich nun eine gewisse Reichweite. Also verfasste ich einen kurzen Text über meine Erkrankung und Schizophrenie im Allgemeinen und stellte ihn ins Netz. Auf diesen Text hin gab es nun sehr viele, und zwar ausschließlich positive, Reaktionen.

Abgesehen davon, dass mir viele Nutzer für meinen Mut Respekt zollten, erreichten mich zahlreiche persönliche Nachrichten. Viele Menschen wollten sich mit mir über Schizophrenie austauschen. Sie hatten Fragen zu Schizophrenie im Allgemeinen oder in meinem konkreten Fall, weil sie entweder selbst oder ein Angehöriger oder Freund betroffen waren. Schizophrenie ist, wie anfangs bereits gesagt, keine seltene Krankheit. Bei 500 000 Betroffenen in Deutschland kennen viele mindestens einen Fall. Ich antwortete, so gut ich konnte, suchte aufzuklären und machte vor allem Mut.

Zwei Autoren-Kollegen von Instagram fragten mich, ob denn nicht ein autobiografischer Roman mal etwas für mich wäre. Ich wiegelte sofort ab. So wichtig und interessant sei mein Leben nicht, als dass man darüber ein Buch schreiben müsste. Damit war das Thema Autobiografie auch erst mal erledigt.

Erst nach einigen Wochen stellte sich das Thema erneut. Ich sprach mit meiner Ex-Frau über mein Buch »Geistertanz«. Sie wollte das Hörbuch im Podcast nicht hören und es auch nicht noch mal lesen, jetzt, wo es neu veröffentlicht war. Zu viele negative Erinnerungen hatte sie an das Buch und vor allem an die Zeit, in der es geschrieben wurde. Dann sagte sie unvermittelt, ich solle doch ein Buch über Schizophrenie schreiben, das würde sie lesen! Ich wäre genau der Richtige für so ein Buch! Alle Ärzte hätten immer gesagt, dass sie kaum einen Patienten kennen würden, der seine Krankheit so genau und klar beschreiben könne. Mit einem solchen Buch könnte ich bestimmt vielen Menschen helfen. Diese Aussage meiner Ex-Frau machte mich nachdenklich. Vielleicht hatte sie recht. Vielleicht sollte ich wirklich einmal alles aufschreiben, was ich über Schizophrenie weiß.

Und so begann ich kurz darauf, über Schizophrenie zu schreiben. Es fiel mir nicht schwer. Ich hatte viele Ideen und kam schnell in einen Schreibfluss. Ich besorgte mir Fachliteratur, um mein Wissen zu überprüfen und zu ergänzen. Schnell zeichneten sich auch Form und Aufbau des Buches ab. Es sollte ein autobiografisches Sachbuch werden. Ich wollte ein Sachbuch schreiben, das sich an meiner Krankheitsgeschichte orientierte und dann jeweils meine persönliche Sicht und meine Erfahrungen zu den einzelnen Themen darstellen. Bis das Buch dann tatsächlich fertig war, sollten noch einige Monate vergehen. Doch jetzt liegt es vor, und Sie halten es in Ihren Händen.

IX. Zusammenfassung und Fazit

Mein Weg durch die paranoide Schizophrenie war ein sehr langer und über weite Strecken auch schwerer Weg. Vermutlich hätte man ihn deutlich abkürzen können, wenn man früher die richtigen Weichen gestellt hätte. Im Rückblick kann ich sagen, dass ich selbst und auch die meisten anderen Beteiligten viele Fehler gemacht haben. Dennoch hege ich keinen Groll! Meine Familie und ich wussten es nicht besser; und ich gehe davon aus, dass die Ärzte und Therapeuten nach bestem Wissen und Gewissen versucht haben, mir zu helfen. Schizophrenie ist eine sehr vielschichtige Erkrankung, bei der unterschiedlichste Komponenten zusammenspielen und sich gegenseitig beeinflussen.

Mancher würde jetzt mit dem Schicksal hadern und mit Bedauern zurückschauen. Natürlich könnte man sagen, dass ich die besten Jahre meines Lebens an die Krankheit verloren habe. In den Lebensjahren von Mitte zwanzig bis Mitte dreißig legen andere den Grundstein für ihre Karriere, schauen sich auf weiten Reisen die Welt an oder machen andere faszinierende Erfahrungen. Mich hat in diesen Jahren fast ausschließlich die Krankheit beschäftigt.

Trotzdem sehe ich die Zeit nicht als verloren an. Ich habe durch die Krankheit viel über mich und die menschliche Psyche gelernt. Das Wahrnehmen, Fühlen und Denken hängen unmittelbar zusammen und beeinflussen sich gegenseitig. Wir selbst können auf dieses System in unserem Gehirn Einfluss nehmen. Wir können es langfristig verändern.

Heute geht es mir sehr gut, und ich bin zufrieden mit dem Menschen, der ich bin. Auch dies ist schließlich ein Ergebnis der Krankheit. Ich weiß nicht, ob ich heute glücklicher wäre, wenn mein Leben den »üblichen« Gang gegangen wäre und ich immer noch als Rechtsanwalt arbeiten würde. Keiner kann sagen, was für ein Mensch dann aus mir geworden wäre. Ich bin mit meiner Vergangenheit im Reinen. Die Krankheit war und ist ein Teil von mir, den ich angenommen habe. Es war ein langer Prozess, zu dieser Einsicht zu kommen.

Was aber hat nun geholfen, einen Weg aus der Krankheit zu finden?

A. Der Einsatz der richtigen Medikamente

An erster Stelle muss ich wieder die Medikamente nennen. Man kann als Erkrankter nur froh und dankbar sein, dass es sie heute in dieser Qualität gibt! Noch bis in die 60er Jahre hinein standen Ärzte der Schizophrenie weitgehend hilflos gegenüber. Es gab schlichtweg nichts, das half. Erst in den 50ern entdeckte man die ersten Medikamente, die eine Wirkung gegen Psychosen zeigten. Es dauerte allerdings noch, bis diese flächendeckend in der Behandlung eingesetzt wurden. Bis zu dieser Zeit konnte man Patienten mit einer Psychose nur ruhigstellen und warten, bis der Schub vorbei war. Es gab kein Mittel, einem erneuten Schub vorzubeugen. Aus dieser Zeit stammt auch noch die Ansicht, dass Schizophrenie unheilbar sei – das ist heute widerlegt.

Leider ist diese Überzeugung heute aber immer noch weit verbreitet und trägt viel dazu bei, dass von der Diagnose Schizophrenie ein solcher Schrecken ausgeht. Doch die Neuroleptika werden immer besser und haben immer weniger Nebenwirkungen. Damit stehen den Ärzten heutzutage wirksame Mittel gegen diese Krankheit zur Verfügung.

Die Medikamente richtig einzusetzen, ist jedoch mitunter nicht leicht. Bei mir hat es lange gedauert, bis man genau das Medikament gefunden hatte, das mir eine gute Lebensqualität ermöglicht. Über Jahre habe ich ein Neuroleptikum eingenommen, dessen Wirkung gelinde gesagt suboptimal war. Ich kann daher sagen, dass der wichtigste Schritt zur erfolgreichen Behandlung der Schizophrenie das Finden eines für den jeweiligen Patienten optimal passenden Neuroleptikums ist. Auf diesen Prozess des Auffindens sollte daher hinlänglich Zeit verwendet werden.

Der zweite wichtige Durchbruch bei meiner Behandlung war der Einsatz eines Antiepileptikums. Denn dieses zeigte eine enorme Wirksamkeit gegen die Negativsymptomatik. Ohne dieses Medikament hätte ich meine

Lethargie und Antriebslosigkeit nicht überwunden. Ganz anders dagegen verhielt es sich mit Antidepressiva. Bei mir hat man verschiedene Antidepressiva versucht. Keines zeigte auch nur irgendeinen spürbaren Effekt. Gegen die Negativsymptomatik waren sie wirkungslos.

An dieser Stelle möchte ich noch mal ein Plädoyer dafür halten, eine anhaltende Negativsymptomatik neben dem Neuroleptikum auch mit einem Antiepileptikum zu behandeln. Ich bin überzeugt, dass das auch anderen Betroffenen helfen kann. Einen Versuch ist es immer wert, zumal anders als bei einer Kombinationstherapie mit einem Antidepressivum wohl nicht die Gefahr besteht, dass das Antiepileptikum eine Psychose triggert. Hier wären weitere wissenschaftliche Studien hilfreich.

Im Zusammenhang mit dieser Gruppe von Medikamenten möchte ich jedoch die Gefahr von Nebenwirkungen hervorheben. Diese lassen sich gering halten, wenn ein möglichst passendes Neuroleptikum für den jeweiligen Patienten gefunden wird. Zudem können Neuroleptika langfristig zur Schädigung verschiedener Organe führen. Bei deren Einsatz ist also trotz aller Wirksamkeit Zurückhaltung geboten.

In der Praxis werden Neuroleptika meiner Erfahrung nach zu sorglos und über einen zu langen Zeitraum eingesetzt. Die Dosis sollte immer so gering wie möglich gehalten werden. Empfehlenswert wäre es, immer wieder vorsichtige Versuche zu unternehmen, die Dosis nach Rücksprache mit dem Arzt zu reduzieren. Dabei ist es von großer

Bedeutung, dass der Patient sich selbst genau beobachtet und auf jede kleinste Veränderung seiner Wahrnehmung, Gedankengänge oder Gefühlslage achtet. Wenn dort Anzeichen einer Verschlechterung auftreten, muss man bei der Reduktion wieder einen Schritt zurückgehen. Bei einer kontrollierten und langsamen Reduktion ist dann sogar ein vollständiger Verzicht auf Medikamente möglich.

Auch ich habe über Jahre die Dosierung meiner Medikamente immer weiter verringert. Heute nehme ich nur noch eine geringe Erhaltungsdosis. Ich bin zuversichtlich, dass ich in absehbarer Zeit ganz auf Medikamente verzichten kann.

B. Entlastung für den Erkrankten

Neben der medikamentösen Therapie spielte auf dem Weg zur Genesung auch die Entlastung meiner Person eine wichtige Rolle. Lange Zeit war ich von meinem Leben heillos überfordert. Die Verantwortung und die vielfältigen Aufgaben, deren Erledigung in meinem Beruf unablässig von mir erwartet wurden, belasteten mich so sehr, dass ich immer wieder scheiterte und zusammenbrach.

Auch das Zusammenleben mit meiner Frau und ihren Erwartungen übte Druck auf mich aus. Es galt, einzusehen und anzuerkennen, dass ich durch meine Erkrankung einfach deutlich weniger belastbar war. Erst als ich den Job endgültig an den Nagel hängte und Aufgaben sowie Verantwortung auf ein absolutes Minimum herunterfuhr, konnte ich mich erholen und eine Besserung verspüren.

Ich habe mir auch die Frage gestellt, warum Ärzte und Therapeuten so lange nicht erkannten, dass ich überlastet war. Sie rieten mir kontinuierlich, weiterzumachen und auf jeden Fall an meiner Arbeitsstelle festzuhalten. Wahrscheinlich war dies die Folge eines Kommunikationsproblems. Ich habe das Ausmaß meiner Überforderung nicht hinlänglich deutlich gemacht. Vermutlich schämte ich mich, zuzugeben, wie kläglich ich immer wieder scheiterte. Deshalb halte ich es für mitentscheidend, dass Patienten möglichst ehrlich und offen über ihre Befindlichkeiten mit Ärzten und Therapeuten sprechen und nichts aus Scham beschönigen oder verharmlosen.

Heute bin ich wieder deutlich belastbarer. Ich habe mich erholt und wieder mehr Widerstandskräfte entwickelt. Dennoch weiß ich, dass ich weiter auf mich aufpassen muss und mich nicht dauerhaft überfordern darf. Ich möchte nicht ausprobieren, was passieren würde, wenn ich wieder voll in den Beruf als Rechtsanwalt einsteigen würde. Ich glaube, das Risiko, erneut zu erkranken, wäre sehr groß.

C. Eigenes Training zur Überwindung von Symptomen

Einen ganz entscheidenden Einfluss auf den Verlauf der Erkrankung hat das Verhalten des Betroffenen selbst. Sein Umgang mit und seine Einstellung gegenüber der Krankheit gestalten einen möglichen Genesungsprozess mit. Dabei ist es zunächst einmal wichtig, dass der Patient quasi zum »Experten« seiner eigenen Krankheit wird. Wissen über die Krankheit im Allgemeinen und die Reflexion über die eigenen Erlebnisse erlauben es dem Betroffenen, für die Zukunft ein richtiges Verhalten an den Tag zu legen. Nutzen Sie jede Quelle, um sich über paranoide Schizophrenie zu informieren. Seien Sie aufmerksam in den Gesprächen mit Ärzten und Therapeuten, und stellen Sie möglichst viele Fragen. Psychoedukation wird in den meisten psychiatrischen Kliniken angeboten. Auch dort können Sie Wissen sammeln. Nicht zuletzt sind mittlerweile auch eine Menge Bücher auf dem Markt. Eine Möglichkeit ist auch der Austausch mit anderen Erkrankten in einer Selbsthilfegruppe. Nur mit Wissen über die Krankheit können Sie an Ihrer Genesung mitarbeiten.

Für mich war ein entscheidender Schritt zu mehr Lebensqualität das Training, das ich selbst zur Überwindung meiner Symptome durchgeführt habe. Ich kannte meine Frühsymptome sehr genau und konnte so immer wieder in einen Grenzbereich gehen, ohne in eine Psychose abzurutschen. Ich lernte dabei, in diesem Grenzbereich meine Stabilität zu halten und bei Beziehungsideen und aufkommender Paranoia gegenzusteuern. Auf diese Weise gewann ich Sicherheit für mich selbst. Ich wusste, dass ich der Krankheit nicht schutzlos ausgeliefert war.

In dem Maß, in dem sich meine Angst vor einer Psychose abschwächte, nahm auch die Stärke der Symptome ab. Durch Training schaffte ich es letztlich, dass auch in schwierigen Situationen irgendwann keine Symptome mehr auftraten. Ich habe mich meinen Ängsten immer wieder gestellt. Wäre ich in meiner Komfortzone geblieben und hätte die Herausforderungen gemieden, wäre keine Besserung eingetreten.

Letztlich müssen Sie als Patient Herr ihrer eigenen Therapie werden. Dann schaffen Sie es, die Schizophrenie zu kontrollieren, anstatt sich von ihr bestimmen zu lassen.

D. Fortschreitendes Lebensalter

Einen letzten Faktor, der zur Genesung beigetragen haben könnte, will ich nicht verschweigen: Dieser Faktor ist Zeit. Man sagt, die Zeit heilt alle Wunden. Auch bei der Schizophrenie ist da etwas dran. Besser als von »Zeit« sollte man aber vom fortschreitenden Lebensalter sprechen. Je älter ein Betroffener wird, umso mehr schwächt sich die Krankheit ab. Jenseits der sechzig haben viele Erkrankte auch ohne Medikamente kaum noch Probleme mit der Schizophrenie. Aber auch schon vorher schwächt sich die Krankheit langsam ab. Mit Mitte zwanzig ist Schizophrenie deutlich stärker als mit vierzig. So kann also mein fortschreitendes Alter ebenfalls einen Beitrag zur Besserung geleistet haben.

Nichts von all dem war im Voraus geplant. Es hat sich einfach so ergeben. Alles hat sich glücklich zusammengefügt. Vielleicht könnte man es Schicksal nennen. Ich bin sehr dankbar für mein neues Leben, denn als solches empfinde ich es. Vielleicht kann mein Buch dabei helfen, dass auch andere Betroffene ihren Weg aus der paranoiden Schizophrenie finden. Mein Beispiel zeigt, dass man immer Hoffnung haben sollte. Wichtig ist es, nicht aufzugeben und sich nicht von Rückschlägen entmutigen zu lassen. Euch allen viel Kraft, Mut und baldige Genesung!

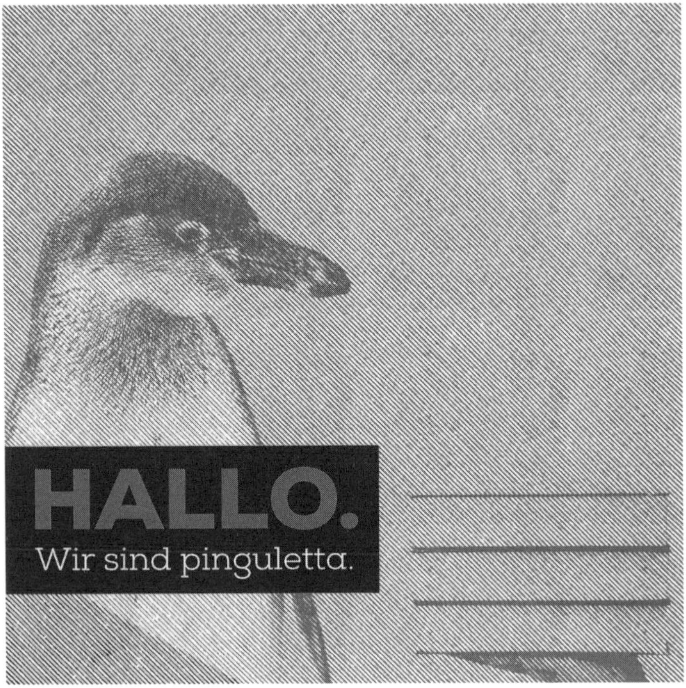
HALLO.
Wir sind pinguletta.

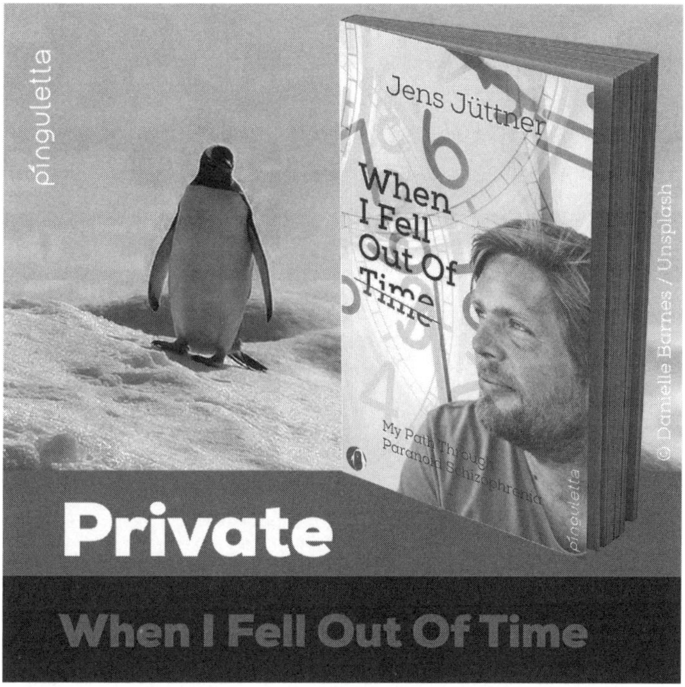

When I Fell Out Of Time

My Path through Paranoid Schizophrenia (English Edition). German #1 Amazon Kindle Bestseller in Schizophrenia.

Das Standardwerk von Jens Jüttner ist auch in englischer Sprache als E-Book (Kindle) erhältlich.

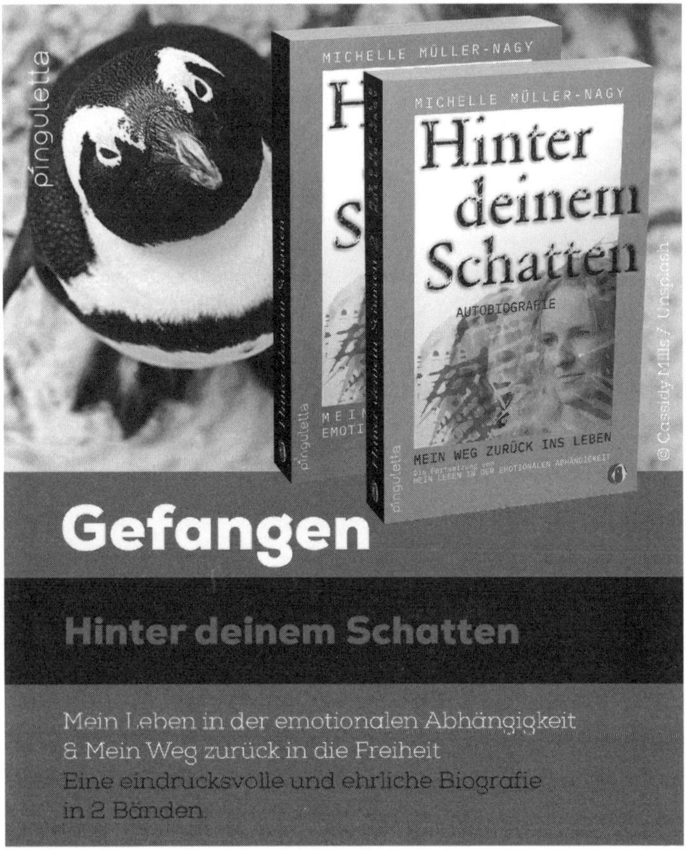
pinguletta
MICHELLE MÜLLER-NAGY
Hinter deinem Schatten
AUTOBIOGRAFIE
MEIN WEG ZURÜCK INS LEBEN
© Cassidy Mills / Unsplash
Gefangen
Hinter deinem Schatten
Mein Leben in der emotionalen Abhängigkeit
& Mein Weg zurück in die Freiheit
Eine eindrucksvolle und ehrliche Biografie
in 2 Bänden

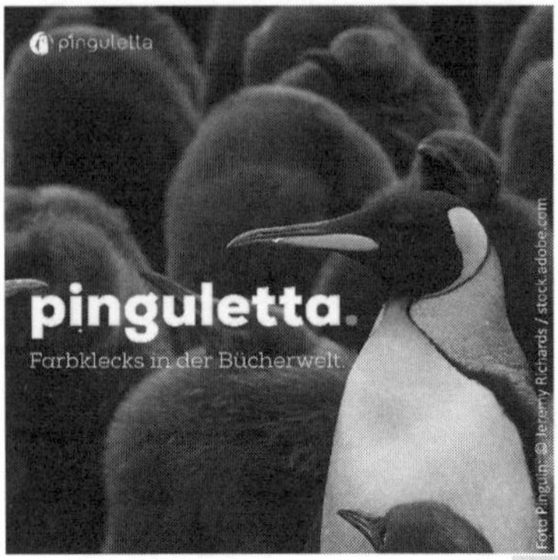

Der Pinguin.
Sympathischer Bewohner
der Südhalbkugel.
Unser Maskottchen.

[ˈpɪŋgu]
pinguletta
[lɛˈta]

La Lettera.
Italienisch für Buchstabe
oder Schreiben.
Unsere Leidenschaft.

**BUCHstaben
zum Anhören.
Der pinguletta Podcast.**

QR-Code einscannen -
und ab geht's zum
pingu-Podcast.

pinguletta

pinguletta Verlag
Durlacher Str. 32
75210 Keltern
Deutschland
Tel. 07231 932471
verlag@pinguletta.de
www.pinguletta.de

A06 F08_2023 V2025-09-06